地黄饮子

主编◎李 全

副主编◎王 琪

周妍妍

司建平

难病奇方系列丛书

U0206029

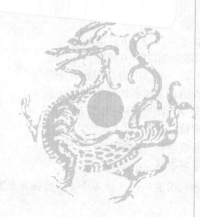

中国健康传媒集团

中国医药科技出版社

内 容 提 要

本书分为上、中、下三篇。上篇为理论研究：介绍了地黄饮子的历史渊源、组方原理和配伍分析、历代医家论述等；中篇为临床研究：介绍了地黄饮子在内、妇、皮肤、神经精神等各科疾病中的临床应用；下篇为实验研究：系统总结了地黄饮子在制剂与药理方面的研究进展。全书内容系统、丰富，适合广大中医、中药专业临床及科研人员阅读参考。

图书在版编目（CIP）数据

地黄饮子/李全主编.—北京：中国医药科技出版社，2023.6
（难病奇方系列丛书）
ISBN 978-7-5214-3965-6

Ⅰ.①地… Ⅱ.①李… Ⅲ.①地黄饮子–研究 Ⅳ.①R286

中国国家版本馆CIP数据核字（2023）第112454号

美术编辑 陈君杞
版式设计 友全图文

出版 **中国健康传媒集团** | 中国医药科技出版社
地址 北京市海淀区文慧园北路甲22号
邮编 100082
电话 发行：010-62227427 邮购：010-62236938
网址 www.cmstp.com
规格 710 × 1000 mm$^{1}/_{16}$
印张 11$^{3}/_{4}$
字数 190千字
版次 2023年6月第1版
印次 2023年6月第1次印刷
印刷 北京市密东印刷有限公司
经销 全国各地新华书店
书号 ISBN 978-7-5214-3965-6
定价 **39.00元**

获取新书信息、投稿、为图书纠错，请扫码联系我们。

编委会

中医药是历经几千年实践传承下来的宝贵财富，为中华民族的健康做出了突出贡献。中药方剂是这宝贵财富中璀璨的明珠，而组方严谨、疗效可靠的经典方剂更是奇珍异宝。

地黄饮子出自"金元四大家"之首刘完素的著作《黄帝素问宣明论方》，是中医学的经典方剂。本方是在《圣济总录》"地黄饮"基础上加薄荷而成，为"喑痱证"而设。方中补阴、补阳之药相互配伍，取孤阴不生，独阳不长之意，共奏生精填髓之效。

该方被历代医家广泛应用于临床多种疾病的治疗中，疗效显著。现代中医学者在先贤的基础上，丰富了地黄饮子的理论内涵，扩展了其应用外延。时至今日，地黄饮子仍表现出无限的生命力和广泛的适用性。

编者所在团队在谢宁教授的带领下，对地黄饮子防治神经系统疾病进行了系统、深入的研究。谢宁教授为二级教授，博士研究生导师，国家中医药管理局及黑龙江省重点学科——中医基础理论学科带头人，国务院特殊津贴和黑龙江省政府特殊津贴获得者，全国优秀教师，黑龙江省卫生系统有突出贡献中青年专家，黑龙江省名中医，首届"龙江名医"。他带领团队从事地黄饮子的临床和基础研究40余载，取得了可喜的成绩。团队研究成果丰硕，共发表学术论文300余篇，获得国家自然科学基金项目资助11项，获得各级各类奖励多项。

古今医家的临床实践及我团队的研究成果均展现了地黄饮子良

好的临床疗效和广阔的应用前景，故编撰此书，较为系统地总结了古今中医学者对地黄饮子的认识、临床应用和本方的现代药理研究，以期为同仁启发临床思路、提供经方研究方法。

　　本书编者以高度负责的态度完成本书的编撰工作。但书中仍难免存在不足之处，敬请广大读者给予批评指正。

编者

2022年8月

目录

1

下篇　实验研究

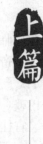

理论研究

上篇

第一章　概　述

第一节　地黄饮子源流考

现代临床使用广泛的地黄饮子出自"金元四大家"之首刘完素的著作《黄帝素问宣明论方》。《黄帝素问宣明论方·诸证门·喑痱证》载："地黄饮子主之：治喑痱，肾虚弱厥逆，语声不出，足废不用。熟干地黄、巴戟（去心）、山茱萸、石斛、肉苁蓉（酒浸，焙）、附子（炮）、五味子、官桂、白茯苓、麦门冬（去心）、菖蒲、远志（去心）各等分。上为末，每服三钱，水一盏半，生姜五片，枣一枚，薄荷少许，同煎至八分，不计时候。"后世多称之为"河间地黄饮子"。而在刘完素较早时的著作《圣济总录》中也曾论及治疗喑痱的多首方剂，如补肾八味丸、补骨脂丸、菟丝子丸、补肾石斛丸，地黄饮也是其中之一。《圣济总录·卷第五十一·肾脏门·喑痱》："论曰，《内经》谓'内夺而厥，则为喑痱，此肾虚也'，喑痱之状，舌喑不能语，足废不为用，盖肾脉夹舌本，肾气内夺，气厥不至舌本，故不能语而为喑，肾脉循阴股循内联踹，入足下，肾气不顺，故足废而为痱。治肾气虚厥，语声不出，足废不用，地黄饮方。熟干地黄（焙）、巴戟天（去心）、山茱萸（炒）、肉苁蓉（酒浸，切，焙）、附子（炮裂，去皮、脐）、石斛（去根）、五味子（炒）、桂（去粗皮）、白茯苓（去黑皮，各一两）、麦门冬（去心，焙）、远志（去心）、菖蒲各半两。上一十二味，锉如麻豆，每服三钱匕，水一盏，生姜三片，枣二枚劈破，同煎七分，去滓食前温服。"并在附论中对地黄饮的制备又提出了将原为"锉如麻豆"的制法调整为"粗散"："熟地、巴戟、茱萸（炒）、苁蓉（酒浸）、附子（炮，去皮、脐）、石斛（去根）、五味子、桂、白茯苓各一两，麦门冬（去心）、远志（去心）、菖蒲各半两。上为粗散，每服三钱，水一盏，生姜三片，枣二枚擘破，同煎七分，去滓。"

可见，《黄帝素问宣明论方》记载的地黄饮子源于《圣济总录》地黄饮方，两方在治疗疾病与药物组成上几乎一致。但地黄饮子加入"薄荷少许"，以使本方清轻上行，宣窍之力益著，又平和地黄饮子方中温补之效，同时醒神开窍，更能适应本病证，故后世所用地黄饮子均以刘完素的《黄帝素问宣明论方》为首。

在煎服方法上，地黄饮与地黄饮子均先以药为散，再煎去滓而服，体现了宋代《太平惠民和剂局方》和《圣济总录》的方药特色，即多为丸、散、膏、丹、酒，甚至是煮散或沸水点服。地黄饮"去滓食前温服"，即日三服，地黄饮子则"不计时候"。这是考虑到喑痱病时，可能会有下咽困难的症状，因此不拘时候，频频饮用，每次一小口，一日饮毕药物即可。这种煎服方法在后世逐渐定型，称为"饮子"——指不规定饮服时间的汤剂，可频频呷饮代茶，亦可冷服。如《千金要方》的芦根饮子。《医原·用药大要论》言："医者，意也……至于煎法，亦当用意。如阴液大亏，又夹痰涎，则浊药轻煎，取其流行不滞（如地黄饮子是也）。"而后世应用地黄饮子，则不拘泥于此，或以丸、散，或以汤剂，具有相应功效。

第二节　刘完素与地黄饮子

一、刘完素生平

刘完素，字守真，号河间居士，别号守真子，自号通玄处士，金章宗（完颜璟）赐号"高尚先生"，约生于宋大观四年（1110年），卒于金章宗承安年间或其后（1196—1200年或其后），金河间（今属河北省河间市）人，故世人常称其刘河间或河间先生。刘完素生于北宋末年，成长在宋金对峙的时代。其自幼聪明伶俐，好学不倦。刘完素生活的河间地区，正是金人进攻中原的主要战场之一，天灾横行，疫病蔓延。其母得病，家贫求医三次而不得至，刘母最终因延误治疗时机而身亡。刘完素含悲立志学医，二十五岁时开始拜师学习，钻研《内经》，朝夕研读，手不释卷。其在《素问病机气宜保命集·自序》中言："余二十有五，志在《内经》，日夜不辍，殆至六旬……"程道济《素问玄机原病式·序》记载："守真先生者……朝勤夕思，手不释卷，三五年间，废寝忘食，参详其理，至于意义深远，研精覃思，斯于必通。"刘完素认为医学"法之与术，悉出《内经》之玄机"，称《内经》为"奥藏金丹宝典，深隐生化玄文……其法玄妙，其功深固，非小智所能窥测也"。

刘完素生活的时代以《太平惠民和剂局方》（简称《局方》）为崇，朱丹溪曾在《局方发挥》中记载："《和剂局方》之为书也，可以据证检方，即方用药，不必求医，不必修制，寻赎见成丸散，疾病便可安痊。"医者诊病均不离《局方》，而《局方》之药又多偏温燥，造成当时温燥药应用十分广泛。刘完素根据《内经》原理，结合北方环境气候特点，及民众饮食醇厚、体质强悍的特性，提出以降心火、益肾水为中心的主火论，一反当时流行的善用温燥药的习惯，十分强调"火热"之邪致病的重大危害，后世称其学说为"火热论"，治疗上多以寒凉之剂抑阳泻火，故后世也称他作"寒凉派"。为金元时期的医学争鸣开了先河，也促进了当时的医学发展。刘完素著述颇多，为后世也留下了很多宝贵遗产。著有《黄帝素问宣明论方》《素问玄机原病式》《素问病机气宜保命集》《伤寒标本心法类萃》《新刊图解素问要旨论》《三消论》《保童秘要》等多本著作。随着他的创新理论广泛流传，师从者甚多，形成金元时期一个重要学术流派"河间学派"，开创了金元医学发展的新局面，被誉为"金元四大家之首"。金元四大家中张从正和朱丹溪均属河间学派，足见刘完素在当时医学界影响之大。《金史·方技传》中评其学古而不泥古，其论著皆发前人所未发，是后世医家之楷模："金世，如武祯、武亢之信而不诬，刘完素、张元素之治疗通变，学其术者皆师尊之，不可不记云。"《四库全书总目提要》中记载："其作是书，亦因地、因时，各明一义，补前人所未及。"

二、刘完素《黄帝素问宣明论方》

《黄帝素问宣明论方》又名《医方精要宣明论》或《宣明方论》，简称《宣明论》，成书于公元1172年，是刘完素重要的临床著作。刘完素在《素问玄机原病式》中自述本书为三卷，曰："以其妙道乃为对病临时处方之法，犹恐后学未精贯者，或难施用，复宗仲景之书，率参众贤之说，推夫运气造化自然之理，以集伤寒杂病脉证方论之文，一部三卷，十万余言，目曰《医方精要宣明论》。"本书是刘完素发挥《内经》杂病的最早的一部著作，共分十五卷，卷一至卷二列诸证门，将《内经》所述的煎厥、薄厥、飧泄、风消及诸脾心病等六十一证予以阐发，并为之制订了治疗方剂。这种结合临床治疗的方法，为《内经》的研究提供了新的途径。刘完素所拟之方，宗张仲景制方之旨，多取法于《金匮要略》。但较多地运用寒凉药，如双解表里之防风通圣散、双解散；清热解毒之黄连解毒汤、凉膈散等。本书补充了《素问》所记载病候缺乏方药的不足，同时反映了作者制方的一大特点。卷三至卷十五分列风门、热门、伤寒门、积聚门、水湿门、痰饮门、燥门、泄痢门、妇人门、补养门、诸痛门、痔瘘门、眼目门、小儿门和杂病门，每门分总论、各论，阐明五运六气之理和诸家方论，融理、法、方、药为一体。

刘完素临证依据阴阳、表里、寒热、虚实进行辨证立法，灵活用药，既善于疗寒凉，又不废温补，同时还特别重视药引，剂型多样，药尽其用。《宣明论》共载方366首，散者126方，汤者87方，而且其中只有18首确为汤剂，其余都似煮散；称丸者116方，其中3方称为圆；称饮子8方，丹剂15方，膏剂9方，饼子2方，散子2方，铤子1方。而《局方》788方中，称散者226方，称汤者125方，称煎者2方，称圆者290方，称饮者21方，称饮子5方，丹剂76方，膏剂19方，饼子4方，散子3方，称铤者2方，称圆子3方，其他9方。两者相较，不仅剂型种类相近，甚至各剂型比例也相差无几。刘完素运用大量成方，可见他对《局方》中优良剂型的肯定，但又有所发挥，创制了三化汤、防风通圣散、芍药汤、地黄饮子等名方。金元时期《宣明论》盛行于北方，与南宋的《局方》形成了南北对峙的局面，后人称之为"南局北宣"。

三、刘完素论中风与地黄饮子

刘完素之前，医家多主张中风病因为"正气亏虚，风邪入中"，而刘完素则认为中风为火热所致，并对此进行了详细阐述。在《素问》病机十九条"诸风掉眩，皆属于肝""诸暴强直，皆属于风"的启发下，刘完素将五志过极中火性急速与中风病的卒暴联系到一起。他在《素问玄机原病式·六气为病·火类》中云："凡人风病多因热甚……俗云风者言末而忘其本也，所以中风而有瘫痪诸症者，非谓肝木之风实甚而卒中之也，亦非外中于风，良由将息失宜而心火暴甚，肾水虚衰不能制之，则阴虚阳实而热气怫郁，心神昏冒，筋骨不为用而卒倒无所知也。多因喜、怒、思、悲、恐之五志有所过极而卒中者，由五志过极，皆为热甚故也。"中风病的特点为发病急骤。刘完素认为"暴病暴死，火性疾速故也"，故中风属火热为患。火热皆由内伤所成，因而进一步指出中风发病，非外中风邪，多由内起；五志过用，致心火暴甚，肾水虚衰，而成阴虚阳实，因此内伤之中，以情志失调，五志过用为害最甚。

刘完素分清了内风、外风之界，此为中风病机由外向内的重要转折点，即中风非外中风邪，而由内因所致；病因为平素将息失宜，诱因乃情志急剧波动；病机是心火暴甚，肾水虚衰，阴虚阳实，热气怫郁，心神昏冒。大量证候学研究阐明，中风病急性期，尤其是在发病一周之内，火热证所占比例较大。故火热致中的学术观点，符合中风病的临床表现。

刘完素又进一步阐明了中风偏瘫、昏愦的机制。他认为偏瘫的发病机制在于"热气太盛，郁结壅滞"而气血失于流通，"人卒中则气血不通，而偏枯也"。邪有微甚，结有轻重，"若微则但僵仆，气血流通，筋脉不挛，缓者发过如故……热甚郁结，气血不得宣通，郁极乃发，若一侧得通，一侧痹者而为偏瘫也。其人已有怫热郁滞，而气血偏行，微甚不等"。刘完素认为中风昏愦与热和痰相关，并指出其发生机制：一由火热郁塞，"热气怫郁，心神昏冒，筋骨不用，而卒倒无所知也"；二为痰迷清窍，"痰潮不省，昏愦不知事"。

从《内经》以来到刘完素之前，常用大、小续命汤治疗仆击偏枯之证，以辛温燥烈之刚剂，治疗肝阳上亢之内风。而刘完素主张以寒药除怫热，开结滞，散风壅，宣通气血。推至宝丹、灵宝丹"最为妙药"。其所创之地黄饮子、当归龙荟丸，至今仍在广泛运用。同时，刘完素主张随证所宜、辨证论治，认为："世方虽有治风之热药，当临时消息，适其所宜，扶其不足，损其有余。"于此可见其据证论治，灵活变通。因此，可如此看待刘完素提出的治疗中风之方剂：至宝丹、灵宝丹为中风闭证之开窍方，当归龙荟丸为中风肝火上冲"急则治标"的泻火剂，防风通圣散适疗中风内有热积腑实、外兼风寒表证，地黄饮子乃中风缓解期肝肾阴阳两亏，舌喑足废之培补方。

中风发有先兆，宜先期预防，此乃刘完素对中风病的又一贡献。"中风者，俱有先兆之证，凡人如觉大拇指及次指麻木不仁，或手足不用，或肌肉蠕动者，三年内必有大风之至。"若见此证，其病尚浅，其治较易。因此，刘完素主张早发现，早治疗，所谓见微知著，"止于萌芽"，乃使用药物防治中风先兆之先驱。治此，"宜先服八风散、愈风汤、天麻丸各一料为效……先服风湿涤热之剂，辛热之药，治内外之邪。是以圣人治未病，不治已病"。

地黄饮子滋肾阴、补肾阳、安神开窍，用以治疗肾虚弱厥逆、语音不出、足软不用的喑痱证。《河间六书》云："其谓肾阴虚不能上济心阳，以致热气怫郁，上冒心神而成卒仆中风之症。故治宜养阴回阳以固肾气，佐以开泄痰浊以祛标邪，方如地黄饮子。"后世"治中风失音"之正舌散、转舌膏，"治中风舌强不语"用薄荷，皆受刘完素之启迪。研究发现，以补肾为主的地黄饮子还有益寿作用，这为理解"肾命相关"理论提供了证据。

第三节　地黄饮子组方原理与配伍分析

方中熟地黄、山茱萸滋补肾阴，肉苁蓉、巴戟天温补肾阳，四药共为君，并补阴阳。

熟地黄性微温，味甘，归肝、肾二经，为填益精髓之要药，又有补血滋阴之功。正如《本草纲目》所言："填骨髓，长肌肉，生精血，补五脏内伤不足，通血脉，利耳目，黑须发。"贾所学《药品化义》曰："熟地，借酒蒸熟，味苦化甘，性凉变温，专入肝脏补血。因肝苦急，用甘缓之，兼主温胆，能益心血，更补肾水。凡内伤不足，苦志劳神，忧患伤血，纵欲耗精，调经胎产，皆宜用此。安五脏、和血脉、润肌肤、养心神、宁魂魄、滋补真阴、封填骨髓，为圣药也"。此外，熟地黄还有行瘀化痰之功，《珍珠囊》载其："大补血虚不足，通血脉，益气力。"《本草从新》云："滋肾水，封填骨髓，利血脉，补益真阴，聪耳明目，黑发乌须……一切肝肾阴亏，虚损百病，为壮水之主药。"《本草新编》曰："夫熟地岂特不生痰，且能消痰，岂特不滞气，且善行气。"切中病机，故为君药。

山茱萸性微温，味酸而涩，归肝、肾二经，能补精涩精、助阳，为平补阴阳之品，常与熟地黄相配，共奏填补肾精之功。肾精亏虚易致阴虚火旺，《得配本草》中载山茱萸可"收少阳之火，滋厥阴之液"。《医学入门》曰："本涩剂也，何以能通发耶？盖诸病皆系下部虚寒，用之补养肝肾，以益其源，则五脏安和，闭者通而利者止，非若他药轻飘疏通之谓也。"《本草新编》云："补阴之药，未有不偏胜者也。独山茱萸大补肝肾，性专而不杂，既无寒热之偏，又无阴阳之背，实为诸补阴之冠"。

巴戟天性微温，味辛、甘，归肾、肝二经，有补肾壮阳，强筋壮骨之功。《得宜本草》谓其"功专温补元阳"。《本经》载其可"强筋骨，安五脏，补中增志益气"。《成方便读》云："巴戟天，专治肝肾阳虚，补而不滞，宣而不燥。观巴戟之用，为下焦肝肾血分之药，能补阴中之阳。"《本草求真》言:"巴戟天,补肾要剂,能治五劳七伤,强阴益精,以其体润故耳。然气味辛温,又能祛风除湿,故凡腰膝疼痛、风气、脚气、水肿等症,服之更为有益。观守真地黄饮子,用此以治风邪,义实基此,未可专作补阴论也。"

肉苁蓉性温,味甘、咸,归肾、大肠经,功能补肾助阳,填精益髓。《本草汇言》谓其:"养命门,滋肾气,补精血之要药……温而不热,补而不峻,暖而不燥。"《本草经疏》载:"肉苁蓉,滋肾补精血之要药。"与巴戟天配伍,共奏补肾壮阳之功。

本方中补阴、补阳之药相互配伍,取孤阴不生,独阳不长之意,以奏生精填髓之效。补益肾精除补肾以生髓充脑外,还可活血。精生血,肾精充沛有利于血液的生成,血脉充则瘀血去,精化气,气行血,血行通畅,瘀血亦无存留之理,无形之中又将标实之邪——瘀血祛除。

肉桂性热,味辛、甘,归脾、肾、心、肝四经,乃补火助阳之要药。《本草求真》谓其"大补命门相火,益阳治阴"。肉桂又有引火归原之功。《本草汇言》曰:"肉桂,散寒邪而利气,下行而补肾,能导火归原以通其气。"《日华子本草》云:"治一切风气,补五劳七伤,通九窍,利关节,益精,明目,暖腰膝,破痃癖癥瘕,消瘀血,治风痹骨节挛缩,续筋骨,生肌肉。"王好古曰:"补命门不足,益火消阴。"

附子性大热,味辛、甘,归心、肾、脾三经,具有温养下元,摄纳浮阳,引火归原的功效。《汤液本草》云:"附子,入手少阳三焦、命门之剂,浮中沉,无所不至,味辛大热,为阳中之阳。"《本草汇言》曰:"附子乃命门主药,能入其窟穴而招之,引火归原,则浮游之火自熄矣。"

附子、肉桂均为大辛大热之品,二者擅长补火助阳,协肉苁蓉、巴戟天温下元,补肾阳,共为臣药。

石斛性微寒,味甘,归胃、肾二经,有养阴清热,益胃生津之效,《本经》谓其有"轻身延年"之功。《药性切用》曰:"益肾阴而安神志"。《本草纲目拾遗》曰:"清胃除虚热,生津。"

麦冬性微苦、微寒,味甘,归心、肺、胃三经,功能养阴生津润燥,并可清心除烦安神。《本草正义》谓其"专补胃阴,滋津液,本是甘药补益之上品"。《本草汇言》认为麦冬"体润质补,能养肾髓,专治劳损虚热之功居多"。《本经》曰:"久服轻身,不老不饥。"《别录》云:"强阴益精,消谷调中,保神,定肺气,安五脏,令人肥健,美颜色，有子。"《本草拾遗》载其"治寒热体劳，下痰饮"。

五味子性温，味酸、甘，归肺、肾、心三经，主收敛固涩，益气生津，补肾宁心。《本经》谓其能"益气，补不足，强阴，益男子精"。李杲曰："生津止渴……补元气不足，收耗散之气。"《本草纲目》谓之"收敛肺气，益精，补摄肾脏"。《本草撮要》载其"敛肺经浮游之火，归肾脏散失之元，治痰定喘"。

熟地黄、山茱萸得麦冬、石斛、五味子三药相助，以滋阴敛液，壮水济火，调配阴阳，共为臣药。

茯苓性平，味甘、淡，归心、脾、肾三经，有利水渗湿，健脾安神之功。《世补斋医书》云："茯苓一味，为治痰主药。痰之本，水也，茯苓可以行水；痰之动，湿也，茯苓又可以行湿。"《别录》载其能"伐肾邪，长阴，益气力，保神守中"。《日华子本草》曰："补五劳七伤，安胎，暖腰膝，开心益智，止健忘。"《本草正》云："利水化湿，健脾和中，宁心安神。能利窍去湿，利窍则开心益智，导浊生津；去湿则逐水燥脾，补中健胃。祛惊痫，厚肠脏，治痰之本，助药之降"。《用药心法》谓其"淡能利窍，甘以助阳，除湿之圣药也。味甘平补阳，益脾逐水，生津导气"。

远志性微温，味辛、苦，归心、肾、肺三经。功能益智安神，豁痰开窍。《本草正》云："功专心肾……壮阳益精，强志助力。"《本经》曰："补不足，除邪气，利九窍，益智慧，耳目聪明，不忘，强志，倍力"。《本草再新》谓其"行气散郁，豁痰"。《本草纲目》载："远志，入足少阴肾经，非心经药也。其功专于强志益精，治善忘。盖精与志，皆肾经之所藏也。肾经不足，则志气衰，不能上通于心，故迷惑善忘。"

石菖蒲性温，味辛，归心、胃二经，有芳香开窍、化湿豁痰之效，为化痰浊、开心窍之良药，主治湿浊蒙蔽清窍所致的神志昏乱、健忘等。《本经》云："主风寒湿痹，咳逆上气，开心孔，补五脏，通九窍，明耳目，出音声。久服轻身，不忘，不迷惑，延年。"《本草备要》曰："补肝益心，去湿逐风，除痰消积，开胃宽中。疗噤口痢，风痹惊痫。"

茯苓、远志、石菖蒲相配，合"痰不化则窍不开，痰不出则神明不能自主"之治，以交通心肾，化痰开窍，为佐药。

加少许薄荷、姜、枣为使。薄荷性凉，味辛，取其轻清上行而又疏郁。姜、枣补中和胃，调和药性。

综上，方中熟地黄、山茱萸、肉苁蓉、巴戟天四味为君，滋补肾阴，温壮肾阳。臣以辛热之附子、肉桂，温养下元，摄纳浮阳，引火归原；加以石斛、麦冬、五味子滋养肺肾之阴，使金水相生，壮水以济火。佐以石菖蒲、远志、茯苓开窍化痰，交通心肾。姜、枣功兼佐使，调药和中。本方滋阴与温阳所用药味及药量相当，阴阳并补，补阴、补阳并重；标本兼治，上下同治，治本、治下为主。诸药合用，下元得养，浮阳得摄，水火既济，痰化窍开，"喑痱"可愈。

第二章 历代医家对地黄饮子的论述

第一节 医 论

《医方集解·祛风之剂第九》："（地黄饮子）治中风舌喑不能言，足废不能行，此少阴气厥不至，名曰风痱（音肥），急发温之（风痱，如瘫痪是也。刘河间曰：中风瘫痪，非为肝木之风实甚，亦非外中于风，良由将息失宜，心火暴甚，肾水虚衰，不能制之，则阴虚阳实，而热气怫郁，心神昏冒，筋骨不用，而卒倒无知也，亦有因喜、怒、思、悲、恐五志过极而卒中者，皆为热甚，俗云风者，言末而忘其本也。治宜和脏腑、通经络，便是治风。昂按：此即河间主乎火之说。盖西北风气刚劲，虚人感之，名真中风，可用风药下药；南方卑湿，质弱气虚，虽有中证，而实不同，名类中风，宜兼补养为治。）……此手足少阴、太阴、足厥阴药也。熟地以滋根本之阴，巴戟、苁蓉、官桂、附子以返真元之火，石斛安脾而秘气，山茱温肝而固精，菖蒲、远志、茯苓补心而通肾脏，麦冬、五味保肺以滋水源，使水火相交，精气渐旺，而风火自息矣（《医贯》曰：观刘氏之论，则以风为末而以火为本，殊不知火之有余、水之不足也。刘氏原以补肾为本，观其地黄饮子可见矣，故治中风，又当以真阴虚为本。但阴虚有二。有阴中之水虚，有阴中之火虚，火虚者以河间地黄饮子为主，水虚者当以六味地黄丸为主。果是水虚，辛热之药，与参、芪之品，俱不可加。或曰风淫所胜，治以辛凉，何故反用桂、附，使火盛制金，不能平木，而风不益甚耶。曰：此是肾虚真阴失守，孤阳飞越，若非桂、附，何以追复其散失之元阳。其痰涎上涌者，水不归元也，面赤烦渴者，火不归元也，惟桂、附能引火归原，水火既归其原，则水能生木，木不生风，而风自息矣。）。"

《时方歌括·卷上 补可扶弱》："（地黄饮子）治舌喑不能言，足废不能行，此谓少阴气厥不至，急当温之，名曰痱症……陈修园曰：命火为水中之火，昔人名为龙火，其火一升，故舌强不语，以肾脉荣于舌本也。火一升而不返，故猝倒不省人事，以丹田之气，欲化作冷风而去也，方用桂、附、苁蓉、巴戟以导之。龙升则水从之，故痰涎如涌，以痰之本则为水也，方用熟地、茯苓、山药、石斛以安之。火逆于心，则神识昏迷，方用远志、菖蒲以开之。风动则火发，方用麦冬、五味子以清敛之。肾主通身之骨，肾病则骨不胜任，故足废不能行，方用十二味以补。然诸药皆质重性沉，以镇逆上之火，而火由风发，风则无形而行疾，故用轻清之薄荷为引导。又微煎数沸，不令诸药尽出重浊之味。俾轻清走于阳分，以散风，重浊走于阴分，以镇逆。"

《时方歌括·卷上　补可扶弱》："（资寿解语汤）治中风脾缓，舌强不语，半身不遂，与地黄饮子同意。但彼重在肾，此重在脾。"

《成方便读·卷二·祛风之剂》："（地黄饮子）治中风舌暗不能言，足废不能行，此少阴气厥不至，名曰风痱，急当温之。夫中风一证，有真中，有类中。真中者，真为风邪所中也；类中者，不离阴虚、阳虚两条。如肾中真阳虚者，多痰多湿；真阴虚者，多火多热。阳虚者，多暴脱之证；阴虚者，多火盛之证。其神昏不语、击仆偏枯等证，与真中风似是而实非，学者不得不详审而施治也。此方所云少阴气厥不至，气者阳也，其为肾脏阳虚无疑矣。故方中以熟地、巴戟、山萸、苁蓉之类，大补肾脏之不足，而以桂、附之辛热，协四味以温养真阳。但真阳下虚，必有浮阳上僭，故以石斛、麦冬清之；火载痰升，故以茯苓渗之。然痰火上浮，必多堵塞窍道，菖蒲、远志能交通上下而宣窍辟邪。五味以收其耗散之气，使正有攸归；薄荷以搜其不尽之邪，使风无留着。用姜、枣者，和其营卫，匡正除邪耳。"

《证治针经·卷一·中风》："中风一门，先分真类，真则古法已详，类则圆机宜备。河间专作火论，东垣独以虚治，若湿痰风热之推，则丹溪略有殊致。要之木失水涵，风从内起，治当息风滋液，养营汤、复脉汤堪资；法在补阴摄阳，固本丸、虎潜丸足恃。若其阴阳并损，尤宜濡润温柔，地黄饮子风痱专治，还少丹水火兼求。更有风木过动，中土逢仇，不眠食少，汗泄痰稠，酸枣仁汤兮茯苓饮，玉屏风散兮六君子汤投。"

《证治针经·卷一·肝风（合木乘土）》："原夫肝阴既亏，风由火出，轻则窍络阻塞，头旋眩晕，甚则瘛疭痉厥。是故缓肝急所以息风，滋肾液乃以驱热。虎潜丸补真阴，地黄饮子培天一，滋肾丸与复脉汤咸宜。"

《证治针经·卷三·脱症》："若乃阴阳偏胜，脱症多因。目瞑、口开、遗尿具，人参、附子、童便续元真。旋救阴而以生脉散，去刚燥而转甘柔。鼾声呵欠而躁烦，地黄饮子急固根蒂。亡阳（由于汗多）寒痉而（烦）渴呕（逆），救逆汤冀挽弥留。"

《增订通俗伤寒论·伤寒坏证·伤寒转厥》："若从虚而论者，如内夺而厥，则为暗痱，或谓风厥，有地黄饮子之通摄下焦法。"

《伤寒兼证析义·中风兼伤寒论》："古法用三生饮治脾肺之中，地黄饮子治肾肝之中，侯氏黑散治心与包络之中。"

《医述·卷六 杂证汇参·中风》："中风大纲有三，曰气衰，曰火暴，曰痰逆。河间之地黄饮子为下虚上盛，阴火暴逆而设；东垣之三生饮为脾肺气衰，痰积于中而设；丹溪之星香二陈为形盛气阻，痰盛于外而设。总皆阳虚邪害空窍所致。"

《六气感证要义·中风》："南方多类中，宜用河间地黄饮子者颇多，不因外感，不阑入。"

《医贯·卷之二 主客辨疑·中风论》："观刘氏之论，则以风为末，而以火为本。世之尊刘氏者，专以为刘氏主火之说，殊不知火之有余，水之不足也。刘氏原以补肾为本，观其地黄饮子之方可见矣。故治中风，又当以真阴虚为本。"

《证治汇补·卷之一 提纲门·似中风》："中风之有真假，限南北而分治者，不过曰病有标本，初无二途。如百病中，俱有因有证。盖因为本，而病为标。古人尚论，仅言其证，三贤析论，并道其因。缘西北土地高寒，风气刚猛，真气空虚，卒为所中，名曰真中，已列前幅，颇详审矣。若夫大江以南，两浙八闽，及滇南鬼方之域，天地之风气既殊，人之禀质亦异。且肥人气居于表，瘦人阴亏于内。肥人多痰，瘦人多火。煎熬津液，凝结壅蔽，以致气道不利，蓄积成热，热极生风，亦致僵仆，故曰类中。似与前论稍异，殊不知三贤虽各出一见，开示后学，其言似异，其旨实同。河间以将息失宜，水不制火。丹溪以东南卑下，湿热生痰，痰热生风。东垣以气虚卒倒，力主培补。究竟真中者亦由气体虚弱，荣卫失调，然后感于外邪。其因火、因气、因湿者，亦未必绝无外邪侵侮而作也。若夫外邪侵侮，则因火、因气、因湿，各自为症。又何暇为歪僻瘫痪，暴仆暴喑之候乎。乃知古今一理，幸毋岐为二途可也。"

《张氏医通·卷一 中风门·中风（类中汇入）》："河间所谓中风

瘫痪者，非谓肝木之风实甚而卒中之，亦非外中于风，良由平日饮食起居动静失宜，心火暴甚，肾水虚衰不能制之，则阴虚阳实，而热气怫郁，心神昏冒，筋骨不用而卒倒无知也。亦有因五志有所过极而卒中者。夫五志过极，皆为热甚，俗云风者，言末而忘其本也。观河间之论，则以风为末，而以火为本。世之尊刘氏者，专守主火之说，殊不知火之有余，水之不足也。刘氏原以补肾为本，观其地黄饮子之方可见矣，故中风又当以真阴虚为本。但阴虚有二，有阴中之水虚，有阴中之火虚。火虚者，专以地黄饮子为主。水虚者，又当以六味丸为主。果是水虚，辛热之药，与夫参、芪之品，俱不可加。"

《张氏医通·卷七·大小府门·小便不禁（小便频数　遗溺）》："又治徽友黄元吉，年六十余，因丧明蓄妾，而患小便淋涩。春间因颠仆昏愦遗溺。此后遂不时遗溺，或发或止。至一阳后，其证大剧，昼日苦于溺涩不通，非坐于热汤，则涓滴不出，交睫便遗之不禁。因求治于石顽。其脉或时虚大，或时细数，而左关、尺必显弦象。此肾气大亏，而为下脱之兆也。乃与地黄饮子数服。溺涩稍可，遗亦少间。后与八味丸去丹皮、泽泻，加鹿茸、五味、巴戟、远志，调理而痊。"

《医学实在易·卷二·表证》："舌强不能语，虽语而謇涩不清，风痰之塞闭也。不语者，绝无言语，有神昏而致者，有肾虚气厥不至舌下者，虚热用接命丹，虚寒用地黄饮子。"

《古今医彻·卷之二·杂症·中风论》："东垣谓本气自病，言其本也。丹溪谓湿热生痰，言其标也。而究其根，则在于肾元不足所致。盖肾元无亏，五志过极，即显五志之证；元气不足，即显虚损之证；湿热生痰，即显痰热之证。惟根本既亏，而五志乘之，劳役乘之，痰热乘之，而卒然仆倒，遂莫之支尔。斯时也，逐其痰，痰愈炽；降其气，气愈逆。惟牙关紧闭者，暂用稀涎散开之，究无当于实际。立斋用三生饮投人参一两，驱驾其邪而补助真气，真斩关夺门之将也。河间立地黄饮子，治舌喑不言，足痿不行，专固其本。已顶门下一针矣。余每临斯症，细求其故，未有不从心肾不交而得。盖心不下交于肾，则用归脾汤养育心神为主，而以八味丸为佐；肾不上交于心，则用地黄饮子补益真阴为主，而以独参汤为佐。又必令病人却七情，绝帏幕，轻者可复，重者可延，继之岁月，鲜不安痊。若以风药、痰药间之，舍本求末，安望其能生哉。"

《医学心悟·第三卷·中风门·不语》："不语有心、脾、肾三经之异，又有风寒客于会厌，卒然无音者。大法，若因痰迷心窍，当清心火，牛黄丸、神仙解语丹。若因风痰聚于脾经，当导痰涎，二陈汤加竹沥、姜汁，并用解语丹。若因肾经虚火上炎，当壮水之主，六味汤加远志、石菖蒲。若因肾经虚寒厥逆，当益火之源，刘河间地黄饮子，或用虎骨胶丸加鹿茸。若风寒客于会厌，声音不扬者，用甘桔汤加疏散药。"

《医学心悟·第三卷·类中风》："一曰火中。火之自外来者，名曰贼，实火也。火之自内出者，名曰子，虚火也。中火之证，良由将息失宜，心火暴盛，肾水虚衰，不能制之，故卒然昏倒，不可作实火论。假如怒动肝火，逍遥散。心火郁结，牛黄清心丸。肺火壅遏，贝母瓜蒌散。思虑伤脾，加味归脾汤。肾水枯涸，虚火上炎者，六味地黄汤。若肾经阳虚，火不归原者，八味地黄汤，刘河间地黄饮子并主之。此治火中之法也。或问：火中而用桂附者，何也？答曰：肾阳风越，则丹田虚冷，其痰涎上壅者，水不归原也。面赤烦躁者，火不归原也。惟桂附八味能引火归原，火归水中，则水能生木，木不生风，而风自息矣。"

《医学心悟·第五卷·妇人门·产后不语》："不语之症，有心病不能上通者，有脾病不能运动舌本者，有肾病不能上交于心者。虽致病之因不同，而受病之处，总不出此三经耳。产后不语，多由心肾不交，气血虚弱，纵有微邪，亦皆由元气不足所致。古方七珍散主之。若兼思虑伤脾，倦怠少食，更佐以归脾汤。若兼气血两虚，内热晡热，更佐以八珍汤。若兼脾虚生痰，食少呕恶，更佐以六君子汤。若兼肾气虚寒，厥冷痹痛，更佐以地黄饮子。若兼水虚火炎，内热面赤，更佐以六味地黄汤。如此调治，自应渐愈。倘妄行祛风攻痰，失之远矣。"

《医述·卷六 杂证汇参·中风》："喑者，不能言也。心脉系舌根，脾脉系舌旁，肝脉络舌本，少阴之脉循喉咙、挟舌本。四经之脉，皆上于舌，邪中其经，则痰涎闭其脉道，舌本不能转运而为之喑矣。有喉喑者，劳嗽失音，喉中声嘶，舌本无患也；中风而喑者，舌喉俱病，音声不能发于会厌也。盖心为声音之主，肺为声音之户，肾为声音之根。《经》云：三焦之气，通于喉咙，气弱则不能上通矣。治者能于根本用力，则丹田之气自能振作，故古人每以独参汤、地黄饮子奏效也。然中风不语之证有六：有失音不语者；有舌强不语者；有神昏不语者；有口噤不语者；有舌纵语涩者；有舌麻言謇者。可不详欤？"

《医述·卷十 杂证汇参·厥》："厥者，从下逆上之病；痉者，明其风强之状。是证总由血气日偏，阴阳一并而成，譬如风雷之烈猛，郁极而发也……若从虚论，如内夺而厥者，有地黄饮子之通摄下焦。"

《医述·卷十一 杂证汇参·面》："面戴阳，下虚也。伤寒用四逆汤，杂证用地黄饮子。"

《医述·卷十三 女科原旨·产后》："产后不语，多因停积败血，闭其心窍，以致神志不明，治宜清魂散加苏木、丹参。若心肾气虚，而不能通于舌者，宜辰砂七珍散，或加人参、菖蒲。若肾虚风中者，宜地黄饮子。肝木太过者，宜柴胡清肝散。脾受木侮者，宜六君子汤加柴胡、钩藤。气血俱虚者，宜八珍汤加菖蒲、远志。"

《医述·卷十六 方药备考·方论》："凡事最忌耳食，所谓道听而途说也。如治浮火，当引火归原，用八味丸，乃指肾脏虚寒，火不能纳，非治实火及别脏之火也。如类中风用地黄饮子，乃治少阴纯虚之痱证，非治风火痰厥之中风也。如暑月用大顺散，乃治夏日贪凉中寒之证，非治暑热正病也。如大便不通用芦荟丸，乃治广肠坚结，诸药不效之病，非治津液枯燥之证也。近人耳闻有此数方，并不细审病因，惘然施用，受祸必烈。"

《医学三字经·卷一·中风第二》："火气痰，三子备：刘河间举五志过极，动火而卒中，皆因热甚，故主乎火。大法：用防风通圣散之类；亦有引火归原，如地黄饮子之类。"

《类证治裁·卷之一·中风论治》："猝倒无知：凡类中病出于脏，精去则气去，所以眩晕猝倒，气去则神去，所以昏愦无知，阴阳脱离，精气不交。须参、附大剂，峻补其阳，继以地黄丸，加杞子、当归，或十补丸，填补真阴。若心火盛，肾水衰，致猝倒神昏，肢掣口喎，宜地黄饮子去桂、附、巴戟，峻补其阴，继以生脉散，滋其化源。舌强不语：舌为心、脾、肝、肾四经所系，邪中其经，则痰涎闭其脉道，舌机不掉。因痰迷心窍者，清心火，涤痰汤。因湿痰者，清脾热，六君子汤加枳实、竹茹。因风热者，清肝火，凉膈散加减。肾虚内夺为喑痱，地黄饮子。舌强口角流涎，脾不能摄者，六君子汤加竹沥、姜汁。惊痰堵塞，舌本强硬者，正舌散加薄荷。舌麻语謇者，省风汤加沉香。唇缓舌强者，解语汤。肥人舌本强，作湿痰治，瘦人作心火治。不可纯补，恐堵塞经络中痰火。通用加味转舌膏。外取龟尿少许，点舌神效。置龟于新荷叶上，以猪鬃戳其鼻，尿立出。有饮食照常，但失音不语者，名曰哑风，宜小续命汤去附子，加石膏、菖蒲。遗尿：系肾气亏极，用参、芪、术、附、益智、五味，以保元阳之脱。火虚者，地黄饮子。水虚者，六味丸……故叶氏谓内风乃身中阳气变化。肝为风脏，因血液衰耗，水不涵木，肝阳偏亢，内风时起，宜滋阴息风，濡养营络，以熟地、首乌、杞子、当归、牛膝、胡麻、石斛、五味子、甘菊、牡蛎。补阴潜阳，如虎潜、固本、复脉之类。阴阳并损，无阳则阴无以化，宜温柔濡润。如沙苑子、苁蓉、杞子、人参、阿胶、当归。通补，如地黄饮子、还少丹之类。"

《类证治裁·卷之二·失音论治》："其内夺而厥，为喑痱者，肾虚也。地黄饮子减桂、附、戟。其中风症，舌喑不能言者，音如故而舌不掉也。虚者六君子汤加竹茹、姜汁，实者大秦艽汤，仍宜加减。其总治气血虚燥，喉音不清者，清音汤、加减诃子汤、脂蜜膏方。此失音症治，大约润肺滋肾之品为宜也。"

《类证治裁·卷之二·脱症论治》："生命以阴阳为枢纽，阴在内，阳之守，阳在外，阴之使，阴阳互根，相抱不脱。《素问》所谓阴平阳秘，精神乃治也。若夫元海根微，精关直泄，上引下竭，阴阳脱离，命立倾矣……类中而神昏者息风火，心火暴甚，河间地黄饮子去桂、附、巴戟。"

《类证治裁·卷之三·肝气肝火肝风论治》："其因怒劳，致舌麻肢痹，筋惕肉瞤，由五志过极，阳亢阴衰，风从火出。宜柔润息风，河间地黄饮子去桂、附、巴戟、菖蒲。"

《类证治裁·卷之五·麻木论治》："方书有谓大指次指忽然麻木不仁者，三年内须防中风。宜服地黄饮子，或十全大补汤加羌活、秦艽。若古法服愈风汤、天麻丸，开其元腑，漏其真液，适以招风取中，预防云乎哉。"

《类证治裁·卷之五·厥症论治》："喑厥乃类中风症，暴喑不语，《经》所谓内夺而厥，则为喑痱，地黄饮子加减。"

《类证治裁·卷之七·闭癃遗溺论治》："昼苦溺涩，夜则遗溺者，属肾气大亏，地黄饮子。"

《医学见能·卷二　证治·言语》："昏冒不语，遗溺直视足废者，心肾经中风也，宜地黄饮子汤。"

《医学摘粹·杂证要法·虚证类·脱证》："阳自右降，降于下而化浊阴。阴自左升，升于上而化清阳。阳根于阴，阴根于阳，是阴阳互相为根也。而要其升降之权，总在于脾胃。一自脾气不升，则精血驰走而阴脱。《经》曰：脱阴者目盲是也。一自胃气不降，则神气飞腾，而阳脱。《经》曰：脱阳者见鬼是也。如阴脱者，以乌肝汤主之。如阳脱者，以兔髓汤主之。如虚病元阳将脱者，以参附汤主之。如少阴气厥不至者，以地黄饮子主之。"

《济世全书·乾集卷之一·中风·中风恶候》："一妇人忽然不语半年矣，诸药不应，两尺浮数。先用六味丸料加肉桂，数剂稍愈，再以地黄饮子三十余剂而痊。男子多有此症，亦用此药治之。"

《证治准绳·第一册·诸中门·中风》："失音不语：《素问》云：太阴所谓入中为喑者，阳盛已衰，故为喑也。内夺而厥，则为喑痱，此肾虚也。少阴不至者，厥也。夫肾者藏精，主下焦地道之生育，故冲任二脉系焉。二脉与少阴肾之大络，同出肾下，起于胞中。其冲脉因称胞络，为十二经脉之海，遂名海焉。冲脉之上行者，渗诸阳，灌诸精，下行者，渗三阳，灌诸络而温肌肉，别络结于跗。因肾虚而肾络与胞络内绝，不通于上，则喑。肾脉不上循喉咙，夹舌本，则不能言。二络不通于下，则痱厥矣。如是者，以地黄饮子主之。竹沥、荆沥、大梨汁（各三杯），生葛汁、人乳汁（各二杯），陈酱汁（半杯），和匀，隔汤顿温服。有痰者，涤痰汤。内热者，凉膈散。加石菖蒲、远志为末，炼蜜丸弹子大，朱砂为衣，每服一丸，薄荷汤化下，名转舌膏。《宝鉴》诃子汤、正舌散、茯神散。"

《胎产心法·卷之下·麻瞀论》："产后麻瞀，皆因气虚血少不能充溢乎周身也，即如人曲肱而枕，稍久即麻木不为我用，其非气血不周遍之明征欤？目得血而能视，得清气之升而能用。血虚气弱不能升清，故浊不降而瞀。宜生血补气，十全大补汤主之。至于去血过多，手足发麻，小腹大痛，则遍体麻晕欲死。此非恶露凝滞，乃虚中夹痰，六君子加炮姜、香附、当归。曾治一妇，产后右半身麻瞀，而昏晕不省人事，发即胸膈痞闷，下体重着，或时心神荡摇若无心肺之状，顷则周身冷汗如漉，大吐痰涎而苏。此产后经脉空虚，痰饮乘虚袭入之故。因与六君子加归、芪、肉桂，随手而效。复有一妇，产后左半身麻瞀，昏晕不省人事，发则周身大痛，筋脉瘈疭，肌肉瞤动，或时头面赤热，或时腿上振振动摇，顷则蒸蒸汗出而苏。此产后营血大亏，虚风袭入之故。用十全大补汤治之，诸证悉平，但麻瞀不止，后与地黄饮子而安。"

《校注妇人良方·卷三·中风不语方论》："一妇人因怒仆地，痰涌不语，灌牛黄清心丸，稍苏。用神仙解语丹加山栀、柴胡、桔梗，渐愈。又用六君、柴胡、山栀、枳壳而痊。一妇人忽然不语半年矣，诸药不应，两尺浮数，先用六味丸料加肉桂，数剂稍愈。乃以地黄饮子，三十余剂而瘥。男子多有此症，亦用此药治之。"

《疡科心得集·卷上·辨舌喑舌瘖论》："舌喑者，中风而舌不转运，舌强不能言是也。《经》曰：喉咙者，气之所以上下；会厌者，声音之户；舌者，声音之机；唇者，声音之扇；横骨者，神气所使，主发舌者也。舌为心之苗，然心之本脉系于舌根，脾之络脉系于舌旁，肝脉循阴器络于舌本，少阴之脉走喉咙系舌本。足四经之脉，皆上于舌。邪中其经，则痰涎闭其脉道，舌不能转运，而为之喑矣。有喉喑者，劳嗽失音，即喉咙声哑是也。故喉喑者，喉中之声嘶，而舌本能言；舌喑者，舌本不能言，而喉中之声如故。中风而舌喑者，舌与喉俱病，而音声不能发于会厌也。然有外感内伤之因，外感者，风、寒、火、热之邪也。《经》曰：诸病暴喑，皆属于火。内伤者，心、肺、肾三经致病，亦多由痰火壅塞上窍，气血两虚，不能上荣，则舌机不转也。有肾虚而气不归源，内夺而胞络内绝，不能上接清阳之气者；有元气不足，肺无所资者；有血衰而心失所养者。盖心为声音之主，肺为声音之户，肾为声音之根。《经》曰：三焦之气通于喉咙，气弱则不能上通矣。治者能于根本用力，则丹田清阳之气，自能宣扬振作，故古人每以独参汤、地黄饮子取效也。"

《冷庐医话·卷三·中风》："中风最宜辨闭、脱二证。闭证口噤目张，两手握固，痰气壅塞，语言謇涩，宜用开窍通络、清火豁痰之剂，如稀涎散、至宝丹之类。脱证口张目合，手撒遗尿，身僵神昏，宜用大补之剂，如参附汤、地黄饮子之类。然闭证亦有目合遗尿、身僵神昏者，惟当察其口噤、手拳、面赤、气粗、脉大以为别。脱证亦有痰鸣不语者，惟当辨其脉虚大以为别。至于闭证气塞，亦有六脉俱绝者，不得以无脉而遂谓是脱证也。"

《友渔斋医话·第五种·证治指要一卷·类中风》："此症大端，由其人肾水素亏，劳心过度，水亏则木燥生风，心劳则血耗，风火相煽。一时卒倒，不省人事，口眼歪斜，言语不清者，为类中风。治宜滋肾平肝，养血息风，参消痰之品。亦有寒中，须佐温热，如地黄饮子一方加减。若用开窍豁痰，散风清火，每成脱证不治。更有兼症，随其病而治之。其半身不遂，四肢不仁，亦属类中分歧。"

《医原·卷下·湿气论》："复有阴阳两虚，真元下衰，湿热上乘，乘于内则痰热喘满、眩晕，溢于外则肢体疼重、麻木，如此则将有类中之虞，如痰厥昏仆、舌强语涩、口角流涎、口眼㖞斜、半身不遂等证。宜用刘守真地黄饮子，多加姜汁、竹沥送下，或服黑锡丹一分，服后半日许，乘其气息稍平，急进大剂参汤，和竹沥、姜汁、童便分服之。若过此时，则痰火复升，补气之药难于突入重围矣。其喘满多热汗者，急进生脉散以摄阴气；喘满多冷汗者，急进参附汤以回阳气，或用理阴煎以收摄阴阳二气。治湿热化燥，有如此者。"

《怡堂散记·卷下·地黄饮子》："河间云：风病多因热甚，俗言风者，言末而忘其本也。中风而有瘫痪诸症者，非谓肝木之风实甚而卒中之也，亦非外中于风也。良由将息失宜，肾水虚衰则心火暴盛，水不制火也。火热之气怫郁，神明昏冒，筋骨不用而卒倒无知也。亦有因喜、怒、悲、思、恐五志过极而卒中者，五志过极，热甚故也。脾之脉连舌本、散舌下，脾脏受邪故舌强；火气炎上，传化失常，故津液涌而为痰；痰涎上潮，稠黏难出故作声也。一以属脾，一以为胃热，谓之属火与土不亦宜乎，此地黄饮子之所由作也。"

《读医随笔·卷三 证治类·燥湿同形同病》："复有阴阳两虚，真元下衰，湿热上盛者，若乘于内，则不时喘满、眩晕；溢于外，则肢体疼重麻瞀。见此，即当从下真寒上假热例治之，否则防有类中之虞。即此痰厥昏仆，舌强语涩，或口角流涎，或口眼㖞斜，或半肢偏废，非内热招风之患乎？历观昔人治法，惟守真地黄饮子，多加竹沥、姜汁，送下黑锡丹，差堪对证。服后半日许，乘其气息稍平，急进大剂人参，入竹沥、姜汁、童便，晬时中分三次服之。喘满多汗者，生脉散以收摄之。若过此时，药力不逮，火气复升，补气之药又难突入重围矣。服后元气稍充，喘息稍定，更以济生肾气丸，杂以黑锡丹一分，缓图收功可也。至于但属阳虚而阴不亏者，断无是理。虽邪湿干之，亦随寒化，不能为热也。即使更感客邪，自有仲景风湿、寒湿治法可推，不似阴虚湿热之动辄扼腕也。按此论义理精微，治法确凿，真不厌百回读云。"

第二节　医　案

《类证治裁·卷之一·中风》："杨，冬月办公，夜半猝倒榻下，不省人事，身热痰壅，口㖞舌强，四肢不收，脉左虚涩，右浮滑。先用姜汁热挑与之，痰顿豁。暂用疏风化痰药宣通经隧，神识渐清，右体稍能转侧，但左体不遂，语言模糊。症属真阴素虚，拟用河间地黄饮子法。

地黄饮子去桂、附、巴戟，加杞子、牛膝（俱酒蒸）、木瓜、何首乌。再诊，诸症渐退，稍能步履，惟左手不遂。前方加桂枝、姜黄。左腋时时微汗，不一月，左手如常。按：此症乃风自火出，火自阴亏，水不涵木，肝风内煽，痰火上乘，堵塞清窍，是以猝倒无知也。口㖞者，胃脉挟口环唇，寒则筋急，热则筋弛，或左急右缓，或右急左缓。舌强者，舌本心苗，肾脉系舌本，心火盛，肾水衰，故舌强。肝主筋，胃主四肢，肝胃血虚，则筋不荣而成痿软也。左脉涩则水亏，右脉滑则痰盛，此偏枯之象已具，但非暂进豁痰，则经隧不开，汤液难下。用地黄饮子减去阳药，正以五志过极而生火，法当滋阴而风火自熄。河间谓中风瘫痪，非肝木之风，亦非外中于风，乃心火暴盛，肾水虚衰，不能制之，而热气怫郁，心神昏冒，猝倒无知也，亦有因五志过极而卒中者，皆非热甚，俗云风者，言末而忘其本也。制地黄饮子，原主补肾之真阴。但阴虚有二，有阴中之水虚，有阴中之火虚，火虚者桂、附、巴戟可全用，水虚者非所宜也。"

《冯氏锦囊秘录·杂症大小合参　卷二十·全真一气汤方按》："刑部主政姚老先生，夏月钦命赴审河南，依限往返，劳顿太甚，回京正当衙门办事，忽然手足麻木不举，乃回私宅，招一医诊视曰：此中暑也。以香薷饮服之，觉甚不安，乃延余治。按其脉洪大而空，此血脱而非暑伤气之脉也。不敢直指其非，但云：恐将来脚上又中暑矣。先生未达其意，余回寓少顷，果足亦麻木，不能举动，先生始悟，遣使招余求治，此时口㖞舌强，自汗诸症俱见矣。以前方加减分两，连服两剂，汗少减而神始清，后以河间地黄饮子加减而愈。令弟中翰二先生，偶索余诊，两寸洪大倍常，两尺微弱倍甚，如出两人之手。余曰：先生无病而得此脉，诸宜慎之。先生曰：脉主将来何病？余曰：恐亦类令兄先生之病，而害则过之。渠曰：家兄中风之症，不为轻矣。宁有更重于此者乎！抑愚弟兄或病各不同，而岂必俱犯中风者乎！且家兄因无子故，或者未能绝欲，弟则独宿旅邸多年，可以自信，倘病出意外，再求调治未晚也。余见渠甚忽略，亦不复为进言。一月之后，无故卒倒，急遣招余。余曰：形未病而脉先病，根本萎之于中久矣，岂可救乎？力请视之，脱症具备，已不能药矣，次日而卒。令兄先生尤以身命自重，弃官告假而归，后叩其故，大先生果因无子而多欲，二先生果绝欲而日醉酒，可见酒色害人一也。"

《临证指南医案·卷三·脱》："黄：肾脉不得上萦，肝风突起掀旋，呵欠鼾声，口噤汗出，阴阳不续，危期至速。地黄饮子极是。熟地炭、萸肉炭、川斛、天冬、淡苁蓉、牛膝炭、五味、远志、茯神，饮子煎法。"

《临证指南医案·卷七·痿》："沈（三六）：寝食如常，仪容日瘦，语言出声，舌络牵强，手足痿弱，不堪动作。是肝肾内损，渐及奇经诸脉。乃痿躄之症，未能骤期速功。地黄饮子去萸、味、桂。"

《续名医类案·卷二·中风》："张路玉治春榜赵明远，平时六脉微弱，患中风，经岁不瘥。诊之，左手三部弦大而坚，知为肾脏阴伤，壮火食气之候。且人迎斜内向寸，又为三阳经满溢入阳维之脉，是不能无颠仆不仁之虞。右手三部浮缓，而气口以上微滑，乃痰涌于膈之象。以清阳之位，而为痰气占据，未免侵溃心主，是以神识不清，语言错误也。或者以其兼口角微涎，目睛恒不易转，以为邪在经络，用祛风导痰之药，不知此本肾气不能上通于心，心脏虚热生风之症，良非风燥药所宜。或者以其小便清利倍常，为肾气虚，而用八味壮火之剂，不知此症虽虚，而虚阳伏于肝脏，所以阳事易举，饮食易饥，又非益火消阴药所宜。或者以其向患休息久痢，大便后常有瘀红渍沫，而用补中益气，不知脾气陷于下焦者，可用升举之药，此阴虚久痢之余，有何清气在下？若用升、柴，升动肝肾，虚阳鼓激膈上痰饮，能保其不为喘胀逆满之患乎？今与河间地黄饮子，助其肾，通其心，一举而两得之。但不能薄滋味，远房室，则药虽中病，终无益于治疗也。惟智者以善调摄为第一义。"

《续名医类案·卷十三·痿》："薛立斋治举人于尚之，素肾虚积劳，足痿不能步履，复舌暗不能言，面色黧黑，谓此肾气虚寒，不能运及所发，地黄饮子治之而愈。后不慎调摄而复作，或用牛黄清心丸之类，小便秘涩，口舌干燥。仍用前饮，及加减八味丸渐愈。又用补中益气汤而瘥。"

《续名医类案·卷十八·喑》："薛立斋治一膏粱之人，素不慎起居，忽失音不语，神思昏愦，痰涎上涌，此肾经虚寒气厥，不能上接清阳之气故也。须用地黄饮子，否则后必啮舌。《经》曰：少阴气至则啮舌，少阳气至则啮颊。不信，仍用风药，后果啮舌，急用前汤而安。雄按：今冬蒋敬堂室患头偏左痛，筋掣泛愆，数日后不言不食不便，小便间日一行，唇焦舌黑，医投牛黄丸、紫雪丹、犀角、竹沥等药，渐不识人。乃兄周雨禾延余视之，面色青黄，舌色黑腻，脉来迟软，予地黄饮子五剂，而一语出识人，八剂而更衣，十余剂而起矣。其人春夏两次堕胎，秋间又病忧劳，盖荣阴大虚，而内风陡动也。"

《续名医类案·卷二十·淋浊》："黄元吉年六十余，因丧明蓄妾，患小便淋涩。春间因颠仆昏愦，遗溺，此后遂不时遗溺，或发或止。至一阳后，其症大剧，昼则苦于不通，非坐于热汤，则涓滴不出，夜则苦于不禁。其脉或时虚大，或时细数，而左关独弦。此肾气大亏，而为下脱之兆也。与地黄饮子数服，溺涩少可，遗亦少间。后与八味丸去丹皮、泽泻，加鹿茸、五味、巴戟、远志，调理而安。"

《程杏轩医案·初集·洪楚峰孝廉中脏殆证再生奇验》："洪楚峰孝廉病，遣使延诊。问其使曰：何候？曰：中风。问年几何。曰：耋矣。予曰：殆证也。辞不往，使者强之。将及门，闻邻人语云：病将就木，医来何为。若能起之，其卢扁乎。入视，身僵若尸，神昏不语，目阖口张，声齁痰鸣，遗尿手撒，切脉虚大，歇至。予曰：此中脏也。高年脏真已亏，况见五绝之候，不可为矣。其弟曰：固知病不可为，然尚有一息之存，安忍坐视，求惠一七，姑冀万一。勉处地黄饮子合大补元煎，以为聊尽人事而已。讵意服药后，痰平齁定，目开能言，再剂神清食进。复诊更加河车、鹿茸，脉证大转。续订丸方付之，半载后因视他病，过其家，见翁矍铄如常矣。"

《程杏轩医案·初集·吴光先翁偏中便闭》："光翁年逾七旬，偏中卧床不起，治用地黄饮子，参左右二归饮。服药半月，证已守住，惟大便两旬未圊，腹痛肛胀，盖由气血俱亏，不能传送。方如通幽汤、补中益气汤、五仁汤、济川煎，屡投不验。思用猪胆汁蜜煎导法，无如燥粪已抵肛门，阻不能入，每一努挣，魄汗淋漓，头晕欲脱，无可如何。偶记叶氏案中载治便闭，有用挖法，令病人自用中指染油探入肛内，将燥粪挖碎而出。奈病者肢废自难掉动，嘱其孙依法行之，当即挖出燥粪数块，随后自解，秽腐甚多。不劳余力，病者称快，洵治便闭捷法也。"

《柳选四家医案·评选〈继志堂医案〉·上卷·中风门》："类中之余，足不任身，手难举物，尺脉无力，阴阳并弱。拟用河间地黄饮子法：熟地、苁蓉、川附、牛膝、石斛、远志、巴戟、甘菊。再诊：手之举动稍和，足之步履如旧，盖缘阳气难于充足耳。六君子汤加熟地、巴戟、白芍、川附、虎骨。又（膏方）归芍六君子丸，加虎骨、巴戟、菟丝、苁蓉、首乌、杜仲、萆薢。三诊：足部有力，步履不艰，补方得力可知，仍以前法。地黄饮子（地、巴、苁、萸、麦、斛、菖、芩、远、薄、味、附、桂）去麦、味、菖合异功散，加当归、芍药、蝎尾、竹油。诒按：此病之由乎虚者，故用药专以补养收功。从前并未用疏风化痰之药，案中亦无见症。至末方，诸恙就痊，而忽加蝎尾、竹油二味，想必另有风痰见症也。"

《柳选四家医案·评选〈环溪草堂医案〉·上卷·中风门》："两手关脉，皆见一粒厥厥动摇之象，此土虚木胜，内风动跃之候也。左半肢体麻木不仁，头眩面麻，病属偏枯，虑延仆中。首乌、当归、白芍、茯苓、陈皮、秦艽、菊花、天麻、石决明、钩钩、刺蒺藜、桑枝。再诊，动摇之脉大减，内风有暗息之机，左手屈伸稍安，左足麻木未和。拟补肾生肝，为治本之计。地黄饮子（地、山萸、斛、苁、桂、附、麦冬、姜、五味、菖蒲、远志、茯、巴戟、枣）去桂、附。诒按：未雨绸缪，故易于奏效。两方用药，亦能与病机宛转相赴。"

《丁甘仁医案·卷三·中风》："沈左，年逾古稀，气阴早衰于未病之先，旧有头痛目疾，今日陡然跌仆成中，舌强不语，人事不省，左手足不用。舌质灰红，脉象尺部沉弱，寸关弦滑而数，按之而劲。良由水亏不能涵木，内风上旋，挟素蕴之痰热，蒙蔽清窍，堵塞神明出入之路，致不省人事，痰热阻于廉泉，为舌强不语，风邪横窜经腧，则左手足不用。《金匮》云：风中于经，举重不胜，风中于腑，即不识人，此中经兼中腑之重症也。急拟育阴息风，开窍涤痰，冀望转机为幸。大麦冬（三钱）、玄参（二钱）、羚羊片（先煎汁冲，八分）、仙半夏（二钱）、川贝（二钱）、天竺黄（一钱五分）、明天麻（八分）、陈胆星（八分）、竹茹（一钱五分）、枳实（一钱）、全瓜蒌（切，四钱）、嫩钩钩（后入，三钱）、淡竹沥（冲，一两）、生姜汁（冲，二滴）、至宝丹（一粒，去壳研末化服）。二诊：两投育阴息风、开窍涤痰之剂，人事渐知，舌强不能言语，左手足不用。脉尺部细弱，寸关弦滑而数，舌灰红。高年营阴亏耗，风自内起，风扰于胃，胃为水谷之海，津液变为痰涎，上阻清窍，横窜经腧，论恙所由来也，本症阴虚，风烛堪虑！今仿河间地黄饮子加味，滋阴血以息内风，化痰热而清神明，风静浪平，始可转危为安。大生地（四钱）、大麦冬（二钱）、川石斛（三钱）、羚羊片（先煎汁冲，四分）、仙半夏（二钱）、明天麻（一钱）、左牡蛎（四钱）、川贝母（三钱）、陈胆星（八分）、炙远志（一钱）、九节菖蒲（八分）、全瓜蒌（切，四钱）、嫩钩钩（后入，三钱）、淡竹沥（冲服，一两）。三诊：叠进育阴息风，清热化痰之剂，人事已清，舌强言语蹇涩，左手足依然不用。苔色灰红，脉象弦数较静，尺部细弱。内风渐平，阴血难复。津液被火炼而为痰，痰为火之标，火为痰之本，火不靖，则痰不化，阴不充，则火不靖。经腧枯涩，犹沟渠无水以贯通也。前地黄饮子能获效机，仍守原意进步。然草木功能，非易骤生有情之精血也。西洋参（一钱五分）、大麦冬（三钱）、大生地（三钱）、川石斛（三钱）、生左牡蛎（四钱）、煨天麻（八分）、竹沥半夏（二钱）、川贝（三钱）、炙远志（一钱）、全瓜蒌（切，四钱）、鲜竹茹（二钱）、嫩钩钩（后入，三钱）、黑芝麻（研包，三钱）。四诊：神识清，舌强和，言语未能自如，腑气行而甚畅，痰热已有下行之势。左手足依然不用，脉弦小而数，津液亏耗，筋无血养，犹树木之偏枯，无滋液以灌溉也。仍议滋下焦之阴，清上焦之热，化中焦之痰，活经腧之血，复方图治，尚可延年。西洋参（一钱五分）、大麦冬（二钱）、大生地（二钱）、川石斛（三钱）、生左牡蛎（四钱）、仙半夏（二钱）、川贝（三钱）、全瓜蒌（切，四钱）、厚杜仲（二钱）、怀牛膝（二钱）、西秦艽（二钱）、嫩桑枝（三钱）、黑芝麻（研包，三钱）。"

《扫叶庄医案·卷一·中风》："右痪舌暗足痹，面赤戴阳，呵欠微呃，诊脉小濡而缓。此肾纳失司，肝风突震，但病起耳后暴肿，必兼湿热客气。清上轻扬，肿势颇减。七日以来，当阴阳经气一小周天，不必以时邪引病为惑。昔河间《宣明论》中谓舌强难言，其咎在乎舌下经脉不主流通，以肾脉萦及舌下耳。其主地黄饮子，取意浊药清投，机关渐灵，并无碍乎上气痰热，仿此为法。熟地、肉苁蓉、远志、川石斛、茯神、枸杞子、牛膝、石菖蒲。"

《扫叶庄医案·卷一·中风》："右痪舌暗无声，脉小微涩，病起上年十二月，仍能纳食。此中于脾络，治以宣通灵窍。白附子、熟半夏、茯苓、鲜石菖蒲根汁、姜汁浸竹节，早服地黄饮子。"

《环溪草堂医案·卷二·类中》："王，两手关脉皆见一粒厥厥动摇之象，此脾虚木胜，内风动跃之候也。左半肢体麻木不仁，头眩面麻，此属偏枯，虑延仆中。制首乌、当归、白芍、茯苓、陈皮、煨天麻、秦艽、石决明、刺蒺藜、池菊、钩钩、桑枝。复诊：两关脉厥厥动摇之象大减，其内风有暗息之机。左手屈伸稍安，左足麻木未愈。今拟补肾生肝，为治本之计。地黄饮子去桂、附。渊按：去附、桂，水中之火尚不虚也。诒按：未雨绸缪，故易于奏效。两方用药，亦能与病机宛转相赴。"

《得心集医案·卷一·中风门（虚风、肝风附）·脑鸣肢痹》："赵近仁，年将五十，须鬓已苍，左偊自肩臑肘胕，麻木不舒，脑中鸣响。医者见其满面油光，饮食如常，辄称其气血之华，谁识真阳外露，肝风内鼓？所服之药，不出独活寄生汤之法，欲为驱风，适以招风，乃由平时不讲内外之风故耳。即有进以八珍之属，冀其血行风灭，无如杯水车薪，不济所事。且值冬初，寒风凛冽，木叶尽脱之际，渐显头眩耳鸣肢堕等症。余诊脉象缓大，知水不濡木，肝风始张，肾气将腾，卒倒痱中之日来矣。授以河间地黄饮子，加鹿茸，大剂煎服，欲其火归水中，水能生木。兼制扶桑丸，用以流利关节，祛湿润燥。服至腊月，肢体劲强，神彩内蓄，自觉神魂返宅，适因岁暮，停药未进，故头眩虽息，而脑鸣未止，应知髓海难充，亦功亏一篑之过耳。地黄饮：地黄、巴戟、山萸、苁蓉、附子、肉桂、石斛、茯苓、菖蒲、远志、麦冬、薄荷、五味、姜、枣。"

《得心集医案·卷一·中风门（虚风、肝风附）·暗厥风痱》："俞昌大，初病恶寒发热，继则热而不寒，喜睡羞明，二便略通。医以为外感，进败毒散，症变热炽谵语，又以为瘟疫，投达原饮，症变神识昏迷，更医断为虚脱，与理中汤，舌苔干黑，肢体若僵，绝食不进。家人治棺待毙，姑延一诊，以决卒期。诊得左脉沉缓，有脉数急，面黑目赤，昏昏嘿嘿，耳聋不知所问，上部扪之觉热，下部扪之觉冷，统计之，有似水衰火炎之象。细视左肢微肿，扪之觉有痛色，于是知为风邪所中，误治而至此也。法参暗厥风痱之例，以地黄饮子，服至二日方醒，七日全愈。"

《沈俞医案合钞·十三、厥（俞案、沈案）》："朱，三七，俯则气塞，咽喉呼吸不通，晕厥，面色油亮，神色昏蒙，足痿无力。盖肝肾下虚，浊阴下潜，仿仲景肾气厥用浊药轻投一法，地黄饮子。"

《临症经应录·卷一 六气杂感门·三、类中》："某，初起神呆遗溺，老人类中显然，皆因平素操持过甚，真阴受亏致之。血虚生风，风动经络，肢麻舌强，语言謇涩。现症全属不宜，药饵恐难奏功，勉议河间先生地黄饮子法加减为治。生地黄、山萸肉、霍石斛、麦门冬、北五味子、淡肉苁蓉、制附片、巴戟天、白茯神、清白乳童便。"

《王九峰医案·正卷·二、类中风》："目盲不可视，足废不能行，小便或秘癃，或不禁，饮食如故。脏病腑不病，心肾乖违，情志郁勃，隧窍阻塞。昔魏其侯，伤意病此，名为风痱，议刘守真地黄饮子。"

《洄溪医案·痱》："新郭沈又高，续娶少艾，未免不节，忽患气喘厥逆，语涩神昏，手足不举。医者以中风法治之，病益甚。余诊之曰：此《内经》所谓痱证也。少阴虚而精气不续，与大概偏中风、中风痰厥、风厥等病，绝不相类。刘河间所立地黄饮子，正为此而设，何医者反忌之耶？一剂而喘逆定，神气清，声音出，四肢展动，三剂而病除八九。调以养精益气之品而愈。余所见类中而宜温补者，止此一人，识之，以见余并非禁用补药，但必对证，乃可施治耳。雄按：古云真中属实，类中多虚，其实不然。若其人素禀阳盛，过啖肥甘，积热酿痰，壅塞隧络，多患类中。治宜化痰清热，流利机关。自始至终，忌投补滞。徐氏谓宜于温补者不多见，洵阅历之言也。"

【参考文献】

[1] 刘完素.黄帝素问宣明论方［M］.北京：中国中医药出版社，2007.

[2] 赵佶.圣济总录［M］.北京：人民卫生出版社，1962.

[3] 石寿棠.医原［M］.南京：江苏科学技术出版社，1983.

[4] 刘完素.素问病机气宜保命集［M］.北京：中国中医药出版社，2007.

[5] 刘完素.素问玄机原病式［M］.北京：中国中医药出版社，2007.

[6] 黄帝内经［M］.北京：中国文联出版社，2016.

[7] 脱脱，等.金史［M］.北京：中华书局，2020.

[8] 永瑢，纪昀.四库全书总目提要［M］.海口：海南出版社，1999.

[9] 申洪砚，周海平.黄帝内经素问考证新释［M］.北京：中医古籍出版社，2009.

[10] 刘完素.河间六书［M］.太原：山西科学技术出版社，2010.

[11] 张介宾.类经［M］.北京：中医古籍出版社，2016.

[12] 董宿.奇效良方［M］.呼和浩特：内蒙古人民出版社，2006.

[13] 张仲景.金匮要略［M］.太原：山西科学技术出版社，2019.

[14] 程杏轩.医述［M］.沈阳：辽宁科学技术出版社，2021.

[15] 程国彭.医学心悟［M］.北京：人民卫生出版社，2006.

[16] 灵枢［M］.北京：学苑出版社，2017.

[17] 南京中医学院.诸病源候论校释［M］.北京：人民卫生出版社，2009.

[18] 孙思邈.备急千金方［M］.太原：山西科学技术出版社，2020.

[19] 王怀隐.太平圣惠方［M］.北京：人民卫生出版社，1958.

[20] 严用和.严氏济生方［M］.北京：人民卫生出版社，1980.

[21] 戴原礼.秘传证治要诀［M］.北京：人民卫生出版社，2006.

[22] 王肯堂.证治准绳［M］.北京：人民卫生出版社，2014.

[23] 孙一奎.赤水玄珠［M］.北京：中国医药科技出版社，2011.

［24］赵献可.医贯［M］.北京：人民卫生出版社，2005.

［25］李用粹.证治汇补［M］.北京：人民卫生出版社，2006.

［26］汪昂.医方集解［M］.北京：人民卫生出版社，2006.

［27］陈念祖.时方歌括［M］.福州：福建科学技术出版社，2019.

［28］张秉成.成方便读［M］.北京：学苑出版社，2010.

［29］林珮琴.类证治裁［M］.北京：人民卫生出版社，2005.

［30］庆云阁.医学摘粹［M］.上海：上海科学技术出版社，1983.

［31］吴澄.不居集［M］.北京：中医古籍出版社，2017.

［32］沈又彭.沈氏女科辑要［M］.南京：江苏科学技术出版社，1983.

［33］郭丹，程小青，李彬源.左传［M］.北京：中华书局，2012.

［34］孙思邈.千金翼方［M］.北京：中国医药科技出版社，2011.

［35］张印生，韩学杰.孙思邈医学全书.北京：中国中医药出版社，2009.

［36］王执中.针灸资生经［M］.北京：人民卫生出版社，2007.

［37］洪迈.夷竖志［M］.北京：中华书局，2006.

［38］杨继洲.针灸大成［M］.北京：人民卫生出版社，2006.

［39］虞抟.医学正传［M］.太原：山西科学技术出版社，2013

［40］张介宾.景岳全书［M］.北京：人民卫生出版社，2007.

［41］叶天士.临证指南医案［M］.北京：中国中医药出版社，2008.

［42］陈士铎.辨证录［M］.太原：山西科学技术出版社，2011.

［43］陈士铎.石室秘录［M］.北京：人民卫生出版社，2006.

［44］王清任.医林改错［M］.北京：人民卫生出版社，2005.

［45］李梴.医学入门［M］.北京：人民卫生出版社，2006.

［46］郑珍.说文新附考［M］.北京：中华书局，1985.

［47］黄生.字诂义府合按［M］.北京：中华书局，1984.

［48］张湛.列子［M］.上海：上海古籍出版社，2014.

［49］李时珍.本草纲目［M］.合肥：黄山书社出版社，2005.

［50］贾所学.药品化义［M］.北京：中医古籍出版社，2012.

［51］张元素.珍珠囊［M］.北京：学苑出版社，2011.

［52］吴仪洛.本草从新［M］.天津：天津科学技术出版社，2003.

［53］陈士铎.本草新编［M］.太原：山西科学技术出版社，2011.

［54］严洁.得配本草［M］.北京：人民卫生出版社，2007.

［55］王子接.绛雪园古方选注［M］.北京：中国医药科技出版社，2019.

［56］张秉成.本草便读［M］.北京：学苑出版社，2010.

［57］黄宫绣.本草求真［M］.太原：山西科学技术出版社，2012.

［58］倪朱谟.本草汇言［M］.上海：上海科学技术出版社，2005.

［59］缪希雍.神农本草经疏［M］.太原：山西科学技术出版社，2013.

［60］常敏毅.日华子本草辑注［M］.北京：中国医药科技出版社，2005.

［61］王好古.汤液本草［M］.北京：中国中医药出版社，2008.

［62］顾观光.神农本草经［M］.北京：学苑出版社，2007.

［63］徐大椿.神农本草经百种录［M］.北京：学苑出版社，2011.

［64］赵学敏.本草纲目拾遗［M］.北京：中国中医药出版社，1998

［65］张山雷.本草正义［M］.福州：福建科学技术出版社，2006.

［66］陶弘景.名医别录［M］.北京：中国中医药出版社，2013.

［67］刘之凤，耿贤华.十剂类方及验案选编［M］.北京：学苑出版社，2016.

［68］陆懋修.世补斋医书［M］.北京：中医古籍出版社，2014.

［69］张景岳.本草正［M］.北京：中国医药科技出版社，2017.

［70］汪昂.本草备要［M］.北京：人民卫生出版社，2005.

［71］郭诚勋.证治针经［M］.北京：中国中医药出版社，1996.

［72］何廉臣.增订通俗伤寒论［M］.福州：福建科学技术出版社，2004.

［73］张伟.伤寒兼证析义［M］.北京：中国中医药出版社，2016.

［74］裘庆元.珍本医书集成［M］.北京：中国医药科技出版社，2016.

［75］张璐.张氏医通［M］.北京：人民卫生出版社，2007.

［76］陈修园.医学实在易［M］.福州：福建科学技术出版社，2019.

［77］陈修园.医学三字经［M］.上海：上海中医药大学出版社，2006.

［78］唐宗海.医学见能［M］.上海：上海科学技术出版社，1982.

［79］龚廷贤.济世全书［M］.台北：新文丰出版公司，1982.

［80］武之望.济阳纲目［M］.北京：人民卫生出版社，2006.

［81］郑立坛.彤园妇科［M］.天津：天津科学技术出版社，2010.

［82］薛己.校注妇人良方［M］.太原：山西科学技术出版社，2012.

［83］阎纯玺.胎产心法［M］.长沙：湖南科学技术出版社，2015.

［84］高秉钧.疡科心得集［M］.北京：人民卫生出版社，2006.

［85］张志斌.养生通论［M］.福州：福建科学技术出版社，2012.

［86］陆以湉.冷庐医话［M］.北京：中医古籍出版社，1999.

［87］黄凯钧.友渔斋医话［M］.上海：上海中医药大学出版社，2011.

［88］周学海.读医随笔［M］.北京：中国中医药出版社，1997.

［89］冯兆张.冯氏锦囊秘录［M］.北京：人民卫生出版社，1997.

［90］魏之琇.续名医类案［M］.北京：中国医药科技出版社，2011.

［91］程杏轩.程杏轩医案［M］.上海：上海科学技术出版社，1990.

［92］柳宝诒.柳选四家医案［M］.北京：中国中医药出版社，2008.

［93］丁甘仁.丁甘仁医案［M］.北京：人民卫生出版社，2007.

［94］薛生白.扫叶庄医案［M］.上海：上海科学技术出版社，2010.

［95］谢星焕.得心集医案［M］.北京：中国中华医药出版社，2016.

［96］沈又彭.沈俞医案合钞［M］.上海：上海科学技术出版社，2004.

［97］段逸山，吉文辉.中医古籍珍稀抄本精选［M］.上海：上海科学技术出版社，2019.

［98］王九峰.王九峰医案［M］.北京：中国中医药出版社，1998.

［99］周学海.周氏医学丛书［M］.扬州：江苏广陵书社，2016.

［100］徐大椿.洄溪医案［M］.北京：学苑出版社，2008.

［101］秦昌遇.医验大成［M］.北京：中国古籍出版社，1985.

［102］李海玉.刘完素［M］.北京：中国中医药出版社，2017.

中篇

临床研究

第一章 古代应用

一、喑痱

地黄饮子为治疗喑痱而立。喑痱，在《内经》中为症名。《素问·脉解》云："所谓入中为喑者，阳盛已衰，故为喑也。内夺而厥，则为喑痱，此肾虚也。少阴不至者，厥也。"喑的病机为经脉气机逆乱，阳气不能上乘于咽而致喑哑。《黄帝素问宣明论方·卷二·诸证门·喑痱证》曰："内夺而厥，舌喑不能言，二足废，不为用。肾脉虚弱，其气厥不至，舌不仁。《经》云：喑痱，足不履用，声音不出者。"对于喑的病机亦认为与少阴经有关，"肾脉挟舌本，故喑"。在明代吴昆注本中，痱为"阳事痿"。喑痱病机为"房劳耗其真阴，虚阳上逆为喑，阳既厥于上，则下痿，此肾虚所致"。《类经·十四卷 疾病类·六经病解》中则认为："痱，废也。内夺者，夺其精也。精夺则气夺而厥，故声喑于上，体废于下。元阳大亏，病本在肾，肾脉上挟舌本，下走足心，故为是病。"喑痱的主要症状表现为"舌喑不能语，足废不为用"。

喑痱一症，在《脉解》中已有论述，同篇论述了太阳、阳明、少阳等多经病变的肢体症状。可知其病为经脉病，病不在脏。喑痱一症为少阴经病，在《素问·脉解》中将喑不能言解释为少阴经阳气不能上乘于咽，并以下肢双足不能行为主要辨证要点。而在经脉体系中，少阴经属于肾。此肾为五行肾，并非血肉之肾，其生理功能为藏精、主骨、生髓。所以在《黄帝素问宣明论方》中少阴经转为"肾脉"，而吴昆将本病病因归结为"房劳"耗精而致的肾虚。房劳是古代耗伤肾精的主要原因，如在《金匮要略》中有女劳疸，也是房劳耗伤肾精而成之病。在转换的过程中经病渐成脏病，治疗当以填补肾精为主。

失语为喑痱病症中的喑，指舌喑不能言。其主要临床表现包括言语蹇涩、话语迟缓、笨拙难出、言语不能等，严重影响患者的生活质量。为多种疾病的症状之一，病因病机多有不同。古人从经络论之，认为少阴经挟舌本，故从少阴肾经论治。如《医述·卷六 杂证汇参·中风》云："喑者，不能言也。心脉系舌根，脾脉系舌旁，肝脉络舌本，少阴之脉循喉咙挟舌本。四经之脉，皆上于舌，邪中其经，则痰涎闭其脉道，舌本不能转运而为之喑矣。"亦有从脏腑论治，如《医学心悟·第三卷·中风门·不语》云："不语有心、脾、肾三经之异，又有风寒客于会厌，卒然无音者。大法，若因痰迷心窍，当清心火，牛黄丸、神仙解语丹。若因风痰聚于脾经，当导痰涎，二陈汤加竹沥、姜汁，并用解语丹。若因肾经虚火上炎，当壮水之主，六味汤加远志、石菖蒲。若因肾经虚寒厥逆，当益火之源，刘河间地黄饮子，或用虎骨胶丸加鹿茸。若风寒客于会厌，声音不扬者，用甘桔汤加疏散药。"由此可知，地黄饮子所治失语多为中风后失语、产后失语之症，符合地黄饮子立方之法——补肾填精，开窍化痰。

当古人以症状作为疾病名称时，实际可能涉及多种疾病，这是由于古代医家在当时的科技、医学背景下很难将其进行鉴别。因此历代医家对喑痱的论述可见于多种疾病，也必然会应用不同的方剂对其进行治疗，或不同方剂治疗相同疾病的不同证候。不同疾病的主方可能存在差异，但也有可能在同一生理层面上有一定的相同性。因此地黄饮子在古籍中治疗喑痱证，涉及的疾病包括脑卒中、产后卒中、系统性硬化、运动神经元病累及延髓、脱髓鞘性病变等。

二、风痱

地黄饮子在古籍文献中主要治疗的另一个疾病为风痱。《灵枢·热病》云："痱之为病也，身无痛者，四肢不收，智乱不甚。其言微知，可治；甚则不能言，不可治也。"指出痱神志不乱，并从能否言语的症状对预后进行了判断，其中不能言者与喑痱相似。风痱一词见于《金匮要略·中风历节病脉证并治》附方《古今录验》续命汤方治中风痱中，描述为："身体不能自收，口不能言，冒昧不知痛处，或拘急不得转侧。"与喑痱证极其相似。《诸病源候论·卷一·风病诸候上·风痱候》也论其为："风痱之状，身体无痛，四肢不收，神智不乱，一臂不随者，风痱也。时能言者，可治；不能言者，不可治。"并称一臂不遂者为风痱。这些病症均为西医学中脑卒中的临床表现。

与喑痱、风痱相近的病症还有风癔。《诸病源候论·卷一·风病诸候上·风癔候》曰："风邪之气，或先中于阴，病发于五脏者，其状奄忽不知人，喉里噫噫然有声，舌强不能言。发汗身软者，可治；眼下及鼻人中左右上白者，可治；一黑一赤，吐津者，不可治；汗不出体直者，七日死。"唐代孙思邈名之为风懿，《备急千金方·诸风》云："风懿者，奄忽不知人，咽中塞，窒窒然，舌强不能言，病在脏腑，先入阴，后入阳。发其汗，身转软者生；汗不出身直者，七日死。"又云："风逐脉流入脏，使人卒然喑，缓纵，噤，痉，致死。"可见风懿具有意识不清之症，后可发展至喑痱，预后多死。在唐宋时期，卒中多以外风立论，多从外感病治疗，以麻、桂、防风为主药，收效甚微。在《圣济总录·肾脏门》中有论及喑痱及地黄饮，但论述中风的《圣济总录·诸风门》中记录了偏枯、中风不遂和风痱的鉴别要点以及临床证治，未提及喑痱，说明在当时对于脑卒中这类疾病的认识较模糊。

三、中风

古人论中风，含义有二。一是外感风邪直中于里的外感病，二是指具有起病急、发病迅速等特点的一类内伤疾病。但由于二者在发病初期具有相似的外感症状，所以在早期，二者常易混淆。但基于以病为纲的疾病观，古人是可以将这两类疾病进行区分的，如张仲景在《伤寒论》中论及的中风与《金匮要略》中论述的中风病是两类不同的疾病。但由于当时对这类疾病的病因认识都是以风邪为主，所以在整体上的认识还不够清晰。但古代医家也已经从内伤病机层面探讨中风。《金匮要略·中风历节病脉证并治》中以风中于脏腑、经络来确定病情："邪在于络，肌肤不仁；邪在于经，即重不胜；邪在于腑，即不识人；邪在于脏，舌即难言，口吐涎。"足见当时医家的外风观。在《太平圣惠方·治瘫痪风诸方》中论述了瘫痪的病症方药，指出瘫痪是中风的结果，并认为其病与肝肾久虚相关："多中风病者，是不避风邪毒气也。夫瘫痪者，此皆由肝肾久虚，气血不足，腠理疏泄，风邪易侵。肝主于筋，肾主于骨，肝肾中风，筋骨缓弱，故名瘫痪也。"病症表现为："其病手足舒缓，不能收摄，口角垂涎，言语謇涩，皮肤顽痹，步履难，是其候也。"方用秦艽散、防风散、侧子散、羌活散、麻黄煎丸、黑龙丹、天雄丸、天南星丸等从外感论治的方药。但言："手足不遂，言语謇涩，心神躁闷，宜服生地黄饮子方。"生地黄饮子重于心神躁烦，而对于手足不遂、言语謇涩之症，从药效分析上看疗效甚微。

直至宋金元时期，此类情况方有改观。《严氏济生方》中论中风病因有内因："治疗之法，当推其所自。若内因七情而得之者，法当调气，不当治风。外因六淫而得之者，亦先当调气，然后根据所感六气随证治之，此良法也。"刘河间在《素问玄机原病式》中说："所以中风瘫痪者，非谓肝木之风实者而卒中之也，亦非外中于风尔。由乎将息失宜，而心火暴甚，肾水虚衰不能制之，则阴虚阳实而热气怫郁，心神昏冒，筋骨不用，而卒倒无所知也。"后以类中风名之，以将其与真中风进行区分。类中风仅有半身不遂的症状，现代临床所谓卒中为此类，民间习称中风，属于内伤疾病。而真中风为风邪直中，表现为四肢酸软无力、麻木不仁等，具有外感邪气的致病特点，属于外感疾病。明清时期治疗方法也逐渐成熟，如明代戴原礼《秘传证治要诀》曰："治风之法，初得之，即当顺气，及其久也，即当活血，此万古不易之理。久患风疾，四物汤吞活络丹愈者，正是此义。若先不顺气，遽用乌、附，又不活血，徒用防风、天麻、羌活辈，吾未见其能治也。"《证治准绳》又曰："然顺气之药则可，破气泻气之药则不可。"孙一奎《赤水玄珠》曰："此症予历治历效者，良由先为疏通经络，活血调气，然后以补剂收功。惟经络疏通，宿痰磨去，新痰不生，何疾不瘳。"其后一改以大续命汤治疗为主的局面，以调气活血、调经、祛痰、开窍为主，治疗效果也取得了进步。

刘完素在《河间六书》中将中风与肾虚联系，并以地黄饮子治疗："其谓肾阴虚不能上济心阳，以致热气怫郁，上冒心神而成卒仆中风之症。故治宜养阴回阳以固肾气，佐以开泄痰浊以祛标邪，方如地黄饮子。"王肯堂在《证治准绳》中引用地黄饮子治疗中风后失音不语。明代赵献可在《医贯》中曰："观刘氏之论，则以风为末而以火为本，殊不知火之有余、水之不足也。刘氏原以补肾为本，观其地黄饮子可见矣，故治中风，又当以真阴虚为本。但阴虚有二，有阴中之水虚，有阴中之火虚。火虚者以河间地黄饮子为主，水虚者当以六味地黄丸为主。"认为地黄饮子治疗中风肾阴阳不足以肾阳为主的病症。《证治汇补》中有言："中风之有真假……河间以将息失宜，水不制火……火中……阴阳两虚者，地黄饮子。"清代汪昂在《医方集解》中引河间地黄饮子，治肾水不能制约心火而导致中风，认为其与火有关："（地黄饮子）治中风舌喑不能言，足废不能行，此少阴气厥不至，名曰风痱（音肥），急当温之。（风痱，如瘫痪是也。刘河间曰：中风瘫痪，非为肝木之风实甚，亦非外中于风，良由将息失宜，心火暴甚，肾水虚衰，不能制之，则阴虚阳实，而热气怫郁，心神昏冒，筋骨不用，而卒倒无知也，亦有因喜、怒、思、悲、恐五志过极而卒中者，皆为热甚，俗云风者，言末而忘其本也。治宜和脏腑、通经络，便是治风。昂按：此即河间主乎火之说。盖西北风气刚劲，虚人感之，名真中风，可用风药下药；南方卑湿，质弱气虚，虽有中证，而实不同，名类中风，宜兼补养为治。）"清代陈念祖在《时方歌括》中认为地黄饮子重在中风舌强不语，特别指出："治中风脾缓，舌强不语，半身不遂，与地黄饮子同意。但彼重在肾，此重在脾。"而清代张秉成在《成方便读》中认为地黄饮子治疗中风肾阳虚证："（地黄饮子）治中风舌喑不能言，足废不能行，此少阴气厥不至，名曰风痱，急当温之。"并明确阐述了类中本为肾虚："夫中风一证，有真中，有类中。真中者，真为风邪所中也。类中者，不离阴虚、阳虚两条。如肾中真阳虚者，多痰多湿；真阴虚者，多火多热。阳虚者，多暴脱之证；阴虚者，多火盛之证。其神昏不语、击仆偏枯等证，与真中风似是而实非，学者不得不详审而施治也。此方所云少阴气厥不至，气者，阳也，其为肾脏阳虚无疑矣。"而随着对中风认识的深入，后世医家认识到喑痱与风痱均为中风证候之一。而地黄饮子则被广泛地应用于治疗中风后的喑痱证中。

四、其他疾病

辨证论治成方，是古代方剂的基本形成模式，但在应用时也不乏根据方剂功效进行扩展者，地黄饮子就是其中代表。地黄饮子全方阴阳并补，滋阴药与温阳药的药味及用量相当，补阴与补阳并重，上下同治，而以治本治下为主。诸药合用，使下元得以补养，浮阳得以摄纳，水火既济，痰化窍开，则"喑痱"可愈。根据中医学同病异治理论，其他疾病具有相似病机时也可以应用地黄饮子进行治疗。古代医家依据其补肾填精，化痰开窍的功效，将其用于治疗遗尿、脱证、腰痛、带下等病中的肾精不足证。如《类证治裁·闭癃遗溺论治》："昼苦溺涩，夜则遗溺者，属肾气大亏，地黄饮子。"《医学摘粹·脱证》："如少阴气厥不至者，以地黄饮子主之。"《不居集·腰痛》："凡水亏真阴虚损，精血衰少而痛者，宜地黄饮子、左右二归丸为最。"《沈氏女科辑要·带下》："地黄饮子去桂、附，肾阴不足，肝阳内风鼓动而滑精，其脉弦大者宜之。"可见古代医家临床选方用药之灵活。

第二章　现代应用

第一节　内科病证

一、循环系统疾病

（一）冠心病

冠心病是指冠状动脉粥样硬化使管腔狭窄或阻塞，或（和）因冠状动脉功能性改变（痉挛）导致心肌缺血、缺氧或坏死而引起的心脏病，亦称缺血性心脏病。血脂异常、高血压、吸烟等是引起冠心病重要的危险因素。多发生于40以上男性，脑力劳动者居多，是危害人类健康的常见病。本病相当于中医学的胸痹、心痛。

【临床应用】

1. 杨焕斌等用地黄饮子治疗冠心病心绞痛50例。治疗方法：治疗组予地黄饮子加减：熟地黄15g，山茱萸15g，肉苁蓉15g，巴戟天10g，制附子10g，肉桂（后下）5g，石斛15g，五味子10g，茯苓15g，麦冬10g，石菖蒲15g，远志5g。早晚2次分服。对照组予单硝酸异山梨酯，每次20mg，每日3次。治疗结果：治疗组显效22例，改善25例，基本无效3例，总有效率94%；对照组显效10例，改善20例，基本无效20例，总有效率为60%。两组比较，地黄饮子治疗心绞痛作用优于单硝酸异山梨酯（$P < 0.05$）。

2. 罗陆一等用地黄饮子治疗冠心病心绞痛60例。治疗方法：治疗组予地黄饮子加减。药用：熟地黄15g，肉苁蓉15g，巴戟天10g，制附子10g，肉桂（后下）5g，石斛15g，五味子10g，茯苓15g，麦冬10g，石菖蒲15g，远志5g。早晚2次分服。对照组予单硝酸异山梨酯，每次20mg，每日3次。治疗结果：治疗组显效27例，改善30例，基本无效3例，总有效率为95%；对照组显效12例，改善24例，基本无效24例，总有效率为60%。

3.赵丽娟等用地黄饮子治疗冠心病心功能不全30例。治疗方法：治疗组予地黄饮子。基本处方：熟地黄20g，巴戟天10g，炮附子5g，肉桂10g，山茱萸10g，石斛10g，肉苁蓉10g，五味子15g，茯苓10g，麦冬15g，石菖蒲15g，远志15g。早晚2次分服。两组患者均常规用药：拜阿司匹林每次100mg，每日1次；阿托伐他汀每次20mg，每日1次；富马酸比索洛尔每次2.5mg，每日1次。治疗结果：治疗组疗效优于对照组。

【病案举例】

患者，男，65岁，初诊时间：2008年2月26日。

现病史： 患者自述，平素体健，喜好烟酒，1个月前因生气后开始失眠，烦躁，口干头晕，继而胸部憋闷不适，心悸气短阵性发作，体力活动后加重，伴脘痞纳差，腰腿酸软。

体格检查： 患者形体适中，精神一般，语言清晰，行动自如，舌淡紫，苔薄白腻，脉沉弦。心率90次/分，无杂音，心音略低钝，双肺呼吸音粗糙。

辅助检查： 心电图示：Ⅱ、Ⅲ、aVF导联ST段压低，T波倒置。

西医诊断： 冠心病。

中医诊断： 胸痹（气滞血瘀，痰瘀交阻）。

治法： 行气通滞，化痰开窍。

> **处方：** 血府逐瘀汤合瓜蒌薤白半夏汤加味。当归12g，生地黄15g，桃仁10g，红花8g，赤芍10g，枳壳10g，桔梗10g，柴胡10g，川芎10g，牛膝15g，郁金10g，香附10g，瓜蒌15g，半夏10g，薤白12g，神曲10g，山楂12g，甘草6g。

水煎服，每日1剂。

二诊： 服药4剂，诸证均减轻，效不更方，原方续进。

三诊： 患者自述，上方服前4剂后，胸部憋闷不适感减轻，脘痞去，纳食增，再服则效果不显，仍觉心悸气短，口干头晕，腰膝酸软，乏力失眠，舌微紫、尖红，苔薄白少津，脉沉弦。细辨之：该患者年过六旬，精气已衰，平素嗜食烟酒，痰湿内生，今恼怒伤肝，气机郁滞，气滞血瘀，痰瘀交阻发为胸痹，用理气活血，化痰宣痹之品，邪少却而症少减，然年事已高，正气重伤，不得来复，故再服祛邪之剂则有虚虚之嫌。治拟补肾养心，理气活血，化痰解郁，标本兼顾。

> **处方**：地黄饮子加减。生地黄15g，山茱萸10g，石斛10g，麦冬10g，五味子12g，石菖蒲10g，远志10g，茯苓10g，肉苁蓉10g，巴戟天10g，丹参25g，葛根12g，牛膝15g，郁金10g，香附10g，合欢皮10g，瓜蒌15g，法半夏10g，龙骨30g，牡蛎30g，薄荷6g，甘草6g，生姜6g，大枣6g。

四诊：患者服上方5剂后心悸气短减轻，口干、眩晕、腰腿酸软亦减，睡眠好，精神佳，原方再进5剂，诸证均去。心电图示：Ⅱ、Ⅲ、aVF导联T波低平。嘱其戒烟酒，食清淡，免过劳，畅情志。上方为水丸，每服6g，日服2次，以资巩固。

2008年11月随访正常。

按：本案患者为老年人，证型为气滞血瘀，痰瘀交阻。治疗以理气化痰、活血化瘀为法。治疗时要特别注意老年人往往有体质虚弱，肾中精气不足等生理特点。因此在治疗时要注意扶正与祛邪相结合，补肾中佐以宁心。地黄饮子滋肾阴，补肾阳，开窍化痰，方中远志交通心肾，开窍化痰，茯苓、麦冬有养阴清心安神之功。此外，因人制宜也是本案治疗的一大特色。

【参考文献】

［1］倪伟.内科学［M］.北京：中国中医药出版社，2016.

［2］林昭庚.中西医病名对照大辞典［M］.北京：人民卫生出版社，2002.

［3］杨焕斌，罗陆一，吴泽铭，等.地黄饮子对冠心病心绞痛患者NO、NOS、SOD影响的临床研究［J］.中国中医药科技，2002（6）：325-326，319.

［4］罗陆一，冯润芬，蔡敏，等.地黄饮子对冠心病心绞痛患者血ET、MDA、CRP影响的临床研究［J］.中国中医药科技，2004（6）：323-324，319.

［5］赵丽娟，张良.地黄饮子对冠心病心功能不全30例患者的临床疗效观察［J］.中医药信息，2013，30（3）：90-91.

［6］石志霄.石恒录应用地黄饮子治疗老年病验案3则［J］.中国中医药信息杂志，2011，18（7）：94-95.

（二）高血压

高血压是一种以体循环动脉血压持续升高为特征的心血管综合征，

动脉压的持续增高可导致靶器官如心脏、肾脏、脑和血管的损害。病因尚未明确，多是遗传和环境共同作用的结果。高血压是导致脑卒中、冠心病、心力衰竭等疾病的重要危险因素。本病相当于中医学的怔忡、眩晕、头痛、心悸等。

【临床应用】

1.刘莉等用地黄饮子加减治疗阴阳两虚型老年性高血压30例。治疗方法：对照组予硝苯地平缓释片，每次20mg，每日1次。治疗组在对照组治疗基础上予加减地黄饮子。基本处方：熟地黄20g，山茱萸15g，石斛15g，麦冬15g，五味子15g，石菖蒲15g，远志15g，茯苓20g，肉苁蓉15g，炮附子10g，肉桂10g，巴戟天15g，薄荷10g，生姜3片，大枣4枚。早晚2次分服。两组均以14天为1个疗程。治疗结果：治疗组症状优于对照组（$P < 0.01$）。

2.滕绘敏用加味地黄饮子治疗老年阴虚阳亢型高血压46例。治疗方法：对照组予葛根素葡萄糖注射液，每次250ml，每日1次。治疗组在对照组基础上予加味地黄饮子：巴戟天15g，山茱萸15g，肉苁蓉15g，干石斛15g，牛膝15g，五味子15g，肉桂15g，石菖蒲15g，龙骨15g，远志15g，牡蛎15g，熟地黄12g，附片20g。早晚2次分服。治疗结果：加味地黄饮子治疗老年阴虚阳亢型高血压效果显著，可有效降低血压，维持动态血压于正常水平。

3.梁海松用地黄饮子加减治疗阴阳两虚型高血压20例。治疗方法：对照组予硝苯地平缓释片，每次10mg，每日2次。治疗组在对照组治疗基础上予地黄饮子加减：熟地黄20g，茯苓20g，五味子15g，远志15g，石菖蒲15g，山茱萸15g，巴戟天15g，肉苁蓉15g，麦冬15g，石斛15g，肉桂10g，薄荷10g，炮附子10g，生姜、大枣各适量。分早中晚3次服用。两组均以2周为1个疗程。治疗结果：治疗组的疗效优于对照组（$P < 0.05$）。

4.乔桐桐等选取符合纳入标准的高血压病患者90例。治疗方法：对照组常规服用马来酸依那普利片5mg，每日1次，晨起服用。治疗1组在服用马来酸依那普利的基础上加服中药化裁地黄饮子，每日1剂，分2次，早晚饭后服用。治疗2组在服用马来酸依那普利的基础上加服中药化裁地黄饮子并取正汗，强调第1天汗透，之后不再发汗，服用13天，总疗程14天。化裁地黄饮子药物组成：熟地黄20g，山茱萸15g，肉苁蓉9g，巴戟天9g，石斛10g，麦冬10g，五味子10g，附子（先煎）6g，茯苓9g，薄荷9g，生姜3片，大枣4枚，桂枝10g，白芍10g，葛根20g。治疗结果：①三组间降压有效率比较，差异有统计学意义（$P < 0.05$），降压有效率由高到低依次为治疗2组、治疗1组、对照组。②三组患者间中医证候疗效比较，差异有统计学意义（$P < 0.05$），由高到低依次为治疗2组、治疗1组、对照组。

【病案举例】

段某，男，38岁。

主诉：间断头晕3年，加重10天。

现病史：患者曾于3年前体检发现血压升高至150/90mmHg，无不适症状，未予治疗，1年前曾因脑梗死住院治疗（具体治疗不详），血压最高达170/110mmHg，未遗留后遗症，出院后开始规律口服硝苯地平控释片30mg，1次/日，平时血压（140~150）/（90~100）mmHg。患者10天前自测血压，发现血压升高至170/110mmHg，近10天自测血压波动在（160~170）/（105~110）mmHg，为求中医治疗，遂来就诊。

体格检查：面色暗青，头晕乏力，颈部有僵硬感，平时怕冷，后背发凉，食欲可，无胸闷，腰部酸痛，小便清，大便常不成形，舌淡苔薄白，脉沉拘细无力。

辅助检查：尿微量白蛋白158mg/L（正常参考值0~25mg/L），肾上腺CT（－），高血压卧立位四项、皮质醇、甲状腺功能、肾功能检查等排除继发性高血压。

西医诊断：高血压病3级，合并早期肾损伤；陈旧性脑梗死。

中医诊断：眩晕（寒凝，阴阳两虚）。

治法：阴阳双补，发汗解肌。

处方：地黄饮子加减。黑附子（先煎）15g，熟地黄10g，生地黄10g，酒萸肉10g，石斛10g，醋五味子10g，制远志10g，石菖蒲9g，当归10g，桂枝10g，羌活10g，川芎9g，盐巴戟天10g，麦冬10g，炙甘草9g，天麻10g。

7剂，水煎服，每日1剂，两煎连服取正汗，当日无汗，来日再汗，当日汗透，则服如常法，不必再汗。硝苯地平控释片原量继续服用。

二诊：服上方汗未出，血压波动在（140~160）/（85~96）mmHg，后背发凉较前减轻，面色暗青，唇暗，舌淡苔白，脉沉拘细无力。西药不变，中药在上方基础上加大黑附子用量，同时加入黄芪、山药、酒黄精、红花，具体如下。

> **处方**：黑附子（先煎）20g，熟地黄10g，生地黄10g，酒萸肉10g，石斛10g，醋五味子10g，制远志10g，石菖蒲9g，当归10g，桂枝10g，羌活10g，川芎9g，盐巴戟天10g，麦冬10g，炙甘草9g，天麻10g，黄芪20g，山药10g，酒黄精9g，红花10g。

7剂，服法同前。

三诊：服上方2剂后汗出，后背未曾发凉，后常规服用未发汗，自测血压波动在（120~130）/（80~85）mmHg，颈部僵硬感未发作，大便成形，复查尿微量白蛋白32mg/L，脉已无沉象，略细滑，较前有力。中药守方7剂，西药不变。

后随访，停中药1个月，西药未变，血压平稳。

按：《内经》云，"阳加于阴谓之汗"，本案欲用汗法，发汗解寒凝，发汗的前提必是气血充足。地黄饮子温肾阳，滋肾阴，开窍化痰。方中地黄、山茱萸、肉苁蓉、石斛、麦冬滋养阴血；五味子补肾敛阴，防发汗太过；川芎、当归养血和营；天麻、桂枝、石菖蒲、远志解肌宣窍、驱邪外出。阴阳得充，气血得养，解肌和营，助以辅汗三法。二诊患者症状稍有缓解，但未得汗，脉仍拘细无力。此因阳气未鼓，阴血未充，故加大黑附子用量，同时加入黄芪、山药、酒黄精增强益气温阳之力。患者面部暗青，辨为瘀血之象，故加入红花活血通络。三诊汗透邪散，寒凝得解，血压平稳，脉已不沉，略有滑象，此为阳气恢复之象，患者脉仍偏细无力，故守方继续滋阴补阳。

【参考文献】

[1]倪伟.内科学［M］.北京：中国中医药出版社，2016.

[2]林昭庚.中西医病名对照大辞典［M］.北京：人民卫生出版社，2002.

[3]刘莉，刘鹤飞，谢宁.加减地黄饮子治疗阴阳两虚型老年性高血压临床观察［J］.中西医结合心脑血管病杂志，2015，13（5）：566-568.

[4]滕绘敏.加味地黄饮子治疗老年阴虚阳亢型高血压临床研究［J］.亚太传统医药，2015，11（24）：143-144.

[5]梁海松.地黄饮子加减治疗阴阳两虚型高血压病的疗效观察［J］.中西医结合心血管病杂志，2017，5（23）：156-158.

[6]乔桐桐.化裁地黄饮子取正汗治疗阴阳两虚型高血压病的临床研究［D］.

张家口：河北北方学院，2021.

[7]范京通，王强.地黄饮子取正汗治疗原发性高血压经验［J］.中国临床医生杂志，2018，46（6）：750-751.

（三）低血压

低血压是指血压低于正常水平。一般认为成年人上肢动脉血压低于90/60mmHg（12/8kPa）即为低血压，体位低血压和餐后低血压较为常见。慢性低血压早期往往没有任何症状，急性低血压发作时可出现头晕、恶心、视野模糊甚至晕厥。

【临床应用】

王亚辉等用地黄饮子治疗帕金森病体位性低血压15例。治疗方法：两组均予常规药物（美多巴、金刚烷胺等）治疗。对照组在此基础上予腹针疗法。穴位：中脘、下脘、气海、关元、天枢（双）、大横（双）、滑肉门（双）。治疗组在对照组基础上予地黄饮子。方药：熟地黄24g，山茱萸15g，石斛15g，麦冬15g，五味子15g，石菖蒲15g，远志15g，白茯苓15g，肉苁蓉15g，巴戟天15g，炮附子10g，大枣10g，肉桂10g，薄荷9g。治疗结果：治疗组优于对照组（$P < 0.05$）。

【参考文献】

［1］王亚辉，郝淑芹，赵保礼，等.腹针加艾灸联合地黄饮子治疗帕金森病体位性低血压的疗效观察［J］.时珍国医国药，2019，30（6）：1410-1411.

二、泌尿系统疾病

慢性肾衰竭

慢性肾衰竭简称慢性肾衰，是各种慢性肾脏疾病终末期，因肾单位受损而出现缓慢进行性的肾功能减退以至衰竭。病因以原发性慢性肾小球肾炎多见，其中最常见的是IgA肾病。临床表现主要为肾小球滤过率下降，代谢产物潴留，水、电解质和酸碱平衡失调，为各系统损害的综合征。

【临床应用】

赵爱军等用地黄饮子加味治疗慢性肾衰竭56例。治疗方法：治疗组予地黄饮子加味。方药：熟地黄20g，巴戟天15g，肉苁蓉15g，茯苓15g，山茱萸12g，石斛10g，制附子（先煎30分钟）10g，五味子10g，官桂10g，麦冬10g，石菖蒲10g，远志10g，大枣10g，生姜5g，薄荷5g。早晚2次分服。对照组予药用炭4～5粒，每日3次。治疗结果：治疗组显效31例，有效18例，无效7例，总有效率87.5％。对照组显效11例，有效16例，无效21例，总有效率56.2％。

【参考文献】

［1］倪伟.内科学［M］.北京：中国中医药出版社，2016.

［2］赵爱军，申社林.地黄饮子加味治疗慢性肾功能衰竭56例［J］.陕西中医，2010，31（4）：394-395.

三、内分泌系统和代谢性疾病

糖尿病

糖尿病是一组多种病因引起，出现胰岛素分泌和（或）作用缺陷，以慢性高血糖为特征的内分泌代谢性疾病。临床表现为多饮、多食、多尿及消瘦。糖尿病是常见病、多发病，其患病率随着人口老龄化、生活方式改变而呈逐渐增长的趋势，已成为发达国家继心血管病和肿瘤之后的第三大非传染性疾病。本病相当于中医学的消渴、肾消等。

【临床应用】

1.郑春燕用地黄饮子合四物汤治疗2型糖尿病周围神经病变28例，疗效满意，并与西药治疗组26例进行对照。治疗组予地黄饮子合四物汤：人参9g，黄芪20g，生地黄20g，熟地黄20g，天冬20g，麦冬20g，泽泻15g，石斛15g，枇杷叶15g，当归10g，川芎10g，赤芍15g，炙甘草6g。每日2次分服。对照组予疏血通注射液，每次10ml，每日1次。两组疗程均为14天。治疗结果：地黄饮子合四物汤综合疗效优于疏血通注射液。

2.黄惠莉用地黄饮子加减治疗阴阳两虚型2型糖尿病30例。治疗方法：治疗组予地黄饮子加减。基本处方：巴戟天20g，山茱萸20g，肉苁蓉20g，熟地黄20g，石菖蒲15g，茯苓15g，附子15g，远志15g，官桂15g，石斛10g，麦冬10g，五味子10g，合欢花10g，胆南星10g，生姜3g，薄荷3g，大枣2枚。每日3次分服。对照组予二甲双胍，剂量不超过2g。治疗结果：治疗组总有效率80％，对照组总有效率53.9％。两组比较，治疗组疗效明显优于对照组（$P < 0.05$）。

3.李全等选取64例肾虚髓减型2型糖尿病合并轻度认知功能障碍患

者。治疗方法：将患者随机分为地黄饮子辅助组和多奈哌齐组。根据病情制定整体式降糖方案，多奈哌齐组给予口服盐酸多奈哌齐片治疗，地黄饮子辅助组在此基础上予地黄饮子辅助治疗，4周为1个疗程，共治疗2个疗程。地黄饮子组方：熟地黄、巴戟天、山茱萸、石斛、肉苁蓉、附子、远志、肉桂、五味子、茯苓、麦冬、石菖蒲各15g，薄荷10g，生姜、大枣各5g。每日1剂，分早晚2次，餐后30分钟温服。治疗结果：地黄饮子辅助组总有效率为90.63%（29/32），多奈哌齐组总有效率为71.88%（23/32），两组比较，地黄饮子辅助组临床疗效明显优于多奈哌齐组，差异具有统计学意义（$P < 0.05$）。

【病案举例】

1.李某，男，62岁，初诊时间：1997年3月9日。

现病史： 患糖尿病半年余，服降糖药后血糖可降至正常水平，但口干症状不减。就诊时诉每到夜晚口中干燥如砂砾，但不欲饮水，余无不适。舌质淡红，苔薄腻干燥无津，脉细弱。服养阴生津，清热润燥之剂后，口干舌燥有增无减，并出现夜尿频数，尿不自禁的症状。

西医诊断： 糖尿病。

中医诊断： 消渴（上消）。

治法： 滋阴补肾，养阴润肺。

> **处方：** 地黄饮子加减。熟地黄15g，山茱萸15g，巴戟天15g，肉苁蓉15g，附子12g，肉桂9g，麦冬12g，五味子12g，石斛12g，茯苓12g，葛根12g，生姜3片，大枣4枚，薄荷3g。

1剂而尿频、尿失禁止；7剂后口干除，舌苔转白润。后连服中药1个月，降糖西药逐渐减量至停用，血糖一直维持在正常水平。

按： 本案消渴患者口干舌燥而不欲饮，乃肾脏虚衰，命门之火不能蒸水上润所致。养阴生津，清热润燥绝非此案治疗之法，此法虽可增水灭火，但孤阴无阳，则化源将绝。使用地黄饮子于阴中求阳，滋而不腻，温而不燥，方中地黄、山茱萸、肉苁蓉、石斛、麦冬滋养阴血；附子、肉桂、巴戟天温补肾阳，是平补肾阴肾阳之佳方。

2.赵某，男，45岁，初诊时间：1988年7月11日。

现病史： 患糖尿病近2年。口渴多饮，多食易饥，日渐消瘦，体倦乏力，尿多黄浊，常服用优降糖及消渴丸控制病情。近日因劳累及过食辛辣之物上诉病情加重。

体格检查：见身体消瘦，面色晦暗，口渴频饮，食量骤增，夜卧不安，腰膝酸软，便干溲多黄浊，舌质红，苔黄燥，脉洪大数。

辅助检查：空腹血糖7.6mmol/L，尿糖（++++），酮体（+），尿蛋白（++）。

西医诊断：糖尿病。

中医诊断：消渴（肾阴亏虚，肺胃火盛）。

治法：滋肾养阴，清肺胃之火。

> **处方：**生熟地黄、天花粉、当归、云茯苓各15g，山茱萸、石斛、麦冬、五味子、远志肉、牡丹皮、知母各12g，石菖蒲、黄连各10g。

首服上方36剂，纳寐、二便均如常人，余症均减，体重增加1.5公斤。查空腹血糖3.6mmol/L，尿糖（-），酮体（-），尿蛋白（-）。嘱其用上方倍量加工药面，每日早晚各服10g，以巩固疗效。

按：《证治准绳·消瘅》云："渴而多饮为上消（《经》谓膈消），消谷善饥为中消（《经》谓消中），渴而便数有膏为下消（《经》谓肾消）。"本案消渴辨证为阴津亏损，燥热偏盛。本案患者肾阴亏虚，虚火内生，虚火上燔心肺则烦渴多饮，中灼脾胃则胃热苔黄燥，肾阴亏虚则腰膝酸软，肾失濡养，开阖固摄失权，则便干溲多。方选地黄饮子滋补肾阴以助化源。石斛、天花粉、黄连、知母清胃火，保胃阴，牡丹皮清热凉血，全方共奏滋阴清热、泻火安神之功。

【参考文献】

［1］倪伟.内科学［M］.北京：中国中医药出版社，2016.

［2］林昭庚.中西医病名对照大辞典［M］.北京：人民卫生出版社，2002.

［3］郑春燕.地黄饮子合四物汤治疗2型糖尿病周围神经病变54例临床观察［J］.中西医结合心血管病杂志，2013，11（4）：435-436.

［4］黄惠莉.地黄饮子加减治疗阴阳两虚型2型糖尿病的临床观察［J］.实用糖尿病杂志，2018，14（5）：37-38.

［5］李全，贾斯婷，关慧波.地黄饮子辅助治疗肾虚髓减型2型糖尿病合并轻度认知功能障碍的临床疗效观察［J］.时珍国医国药，2022，33（2）：410-412.

［6］孔令新，史疆.地黄饮子临床应用体会［J］.四川中医，1999，17（2）：54.

［7］崔杰尔.地黄饮子加减临床运用举隅［J］.内蒙古中医药，1998（8）：92-93.

第二节　皮肤科病证

一、皮肤瘙痒症

皮肤瘙痒是一种自觉瘙痒而临床上无原发损害的皮肤病，也是皮肤病最常见的症状。其病因复杂，与内分泌疾病、肝胆疾病、肾脏疾病、血液病及物理、化学刺激等均有关系。多见于老年患者，临床表现为阵发性剧烈瘙痒，以及抓痕、血痂、色素沉着、湿疹化、苔藓化等继发损害。常常给患者带来麻烦与不便。

【临床应用】

1.李桂深用地黄饮子加减治疗老年皮肤瘙痒症58例。方药：熟地黄20g，当归20g，何首乌20g，生地黄20g，玄参20g，牡丹皮10g，刺蒺藜10g，白僵蚕10g，红花6g，生甘草6g。外用药：黄柏20g，黄芩20g，大黄20g，地肤子20g，苦参20g，冰片10g。治疗结果：治愈（皮肤瘙痒消失，皮损消退，皮肤变润泽而有弹性）47例，有效（瘙痒减轻，皮损减退）11例，无效（瘙痒症状无改善，皮损无改变或加重）0例。

2.吴利平用地黄饮子加减治疗老年皮肤瘙痒症60例，疗效满意，并与西药治疗组45例进行对照。治疗组予地黄饮子加减：肉苁蓉15g，生地黄15g，熟地黄15g，山茱萸9g，石斛9g，麦冬9g，巴戟天9g，柏子仁9g，龙眼肉9g，五味子6g，炙远志6g，石菖蒲6g，茯苓30g，薄荷3g，生姜3片，大枣8枚。对照组予左西替利嗪片，每次1片，每日1次；维生素E胶囊，每次1粒，每日3次。治疗结果：治疗组痊愈60例，治愈11例，好转17例，有效20例，无效12例，总有效率为80.0%；对照组痊愈45例，治愈6例，好转10例，有效10例，无效19例，总有效率为57.8%。两组比较，治疗组明显优于对照组（$P < 0.05$）。

3.刘雯等用地黄饮子加味外洗治疗尿毒症皮肤瘙痒30例，疗效满意，并与西药治疗组30例进行对照。治疗组予地黄饮子加味外洗。方药：熟地黄30g，当归30g，川芎30g，黄芪30g，生地黄30g，玄参30g，地肤子30g，苦参15g，白蒺藜30g，僵蚕15g，红花15g，鸡血藤30g，土茯苓30g，甘草10g。每次浸泡20~30分钟，每周3次。对照组予10%炉甘石洗剂外涂，每日2次，每周3次。治疗结果：治疗组总有效率82.76%，对照组总有效率53.33%。两组比较，治疗组优于对照组

（$P < 0.05$）。

【病案举例】

1.患者，男，72岁，初诊时间：2004年12月19日。

现病史： 全身皮肤瘙痒反复发作9年余。每年秋冬季发作，春夏季渐缓解。此次发病已月余，四肢、躯干瘙痒难忍，入夜尤甚，心烦失眠，口干喜饮，纳食尚可，大便时而干结，小便色黄，舌质红，苔薄黄，脉细数。

皮肤检查： 四肢及躯干皮肤呈弥漫潮红、干燥，有脱屑，皮肤粗糙，局部有抓痕、血痂。

西医诊断： 皮肤瘙痒症。

中医诊断： 风瘙痒（阴血亏虚，血不养肤）。

治法： 滋补阴血，养血润燥，祛风止痒。

处方： 方用地黄饮子加减。熟地黄20g，当归20g，何首乌20g，生地黄20g，玄参20g，牡丹皮10g，刺蒺藜10g，白僵蚕10g，红花6g，生甘草6g，乌梢蛇10g，全蝎6g。

水煎服，每日1剂。半个月后瘙痒消失，皮损消退，精神好，二便正常，随访2年未复发。

按： 《内经》云：“诸痛为实，诸痒为虚。”本案患者为老年人，辨证为气血亏虚，阴虚火旺。阴虚血虚易生风化燥，肌肤失于濡养。秋冬季节，天气干燥，体内水分易丢失，致皮肤干燥，易脱屑瘙痒。地黄饮子可以滋补肾阴，加减运用当归、何首乌、熟地黄滋阴补血；生地黄、玄参、牡丹皮凉血润燥；红花活血化瘀，息风止痒；刺蒺藜、白僵蚕、乌梢蛇、全蝎祛风止痒。诸药合用，滋阴养血治其本，祛风止痒治其标。

2.患者，女，56岁，初诊时间：2016年8月5日。

主诉： 外阴瘙痒6年余。

现病史： 患者6年前无明显诱因出现外阴瘙痒，时轻时重，无明显季节差异，多次外用及口服中西药物治疗乏效。既往体健。否认药敏史。刻下症：外阴干痒，夜间明显，搔抓脱屑，情绪烦躁，夜寐不安，时有畏寒，食纳尚可，大便略稀。

体格检查： 系统查体未见明显异常，外阴见淡白色色素减退斑。舌淡，苔薄白，脉沉缓。

西医诊断：女外阴瘙痒症？外阴神经性皮炎？外阴白斑？建议行皮肤病理活检以明确诊断。

中医诊断：阴痒（内伤肾元，阴阳两虚）。

治法：补肾、温阳、滋阴。

> **处方：**地黄饮子加减。熟地黄10g，巴戟天10g，山茱萸10g，石斛10g，肉苁蓉10g，黑附子（先煎）5g，五味子6g，茯苓6g，麦冬6g，石菖蒲6g，远志6g，生龙骨（先煎）30g，生牡蛎（先煎）30g，沙苑子10g，薄荷（后下）5g，大枣10g。

5剂。每日1剂，水煎取汁400ml，分2次于早、晚饭后30~60分钟温服。同时0.03%他克莫司软膏外用。

二诊（2016年8月10日）：药后瘙痒明显减轻，自诉没有外用他克莫司软膏，已经在妇产医院行皮肤病理检查。舌红，苔黄，脉弦缓。上方加盐黄柏10g，7剂，煎服法同前。

三诊（2016年8月26日）：皮疹基本不痒，白斑明显减轻。查体：外阴淡红斑，较光滑。舌红，苔黄，脉弦紧。病理结果回报：（外阴）皮肤型黏膜组织急、慢性炎症，符合营养不良性病变。治疗有效，停药继续观察。

按：患者时值更年期，肾中阴阳失调，精气虚衰，皮肤失于滋养，故治以补肾阳、滋肾阴，方选地黄饮子随证加减。地黄饮子乃补肾填精，化痰开窍的经典名方，而方中加生龙骨、生牡蛎潜镇浮阳以止痒；大枣和胃养血润肤；稍加薄荷轻宣郁气，以使补而不滞。诸药共奏补肾、温阳、滋阴之效。前后用药不过10余剂就能收此神效，彰显辨证之准，用药之宜。

3.患者，男，68岁，初诊时间：2016年8月15日。

主诉：阴囊瘙痒1月余。

现病史：患者1个多月前无明显诱因出现阴囊瘙痒，无皮疹及渗出。发病1周后即至医院就诊，口服、外用药物20余日未见明显疗效。刻下症：阴囊瘙痒，夜间明显，坐立不安，夜寐差，大便溏稀，每晨三行，食纳差，听力差。既往体健，1年前丧偶后抑郁，常哭泣。药敏史：磺胺类。

体格检查：阴囊淡红，未见明显原发皮损，舌淡，苔黄白，脉弦乏力。

西医诊断：阴囊瘙痒症。

中医诊断：绣球风（肾阳亏虚，皮肤失养）。

治法：温阳补肾。

> **处方**：地黄饮子加减。熟地黄10g，巴戟天9g，山茱萸9g，石斛9g，黑附子（先煎）6g，五味子6g，茯苓6g，干姜6g，石菖蒲6g，远志6g，生龙骨（先煎）30g，生牡蛎（先煎）30g，沙苑子10g，薄荷10g，大枣10g，白蒺藜9g，麦冬10g，盐黄柏10g，砂仁6g。

5剂，每日1剂，水煎取汁400ml，分2次于早、晚饭后温服。

二诊（2016年8月19日）：药后瘙痒减轻，食纳改善，舌淡，苔黄白，脉弦乏力，守方7剂，煎服法同前。

三诊（2016年8月25日）：瘙痒明显减轻，食纳明显改善，目眵多，舌淡胖，苔根黄，脉弦乏力。上方加白芍12g，龙胆草6g，盐黄柏改15g，5剂，煎服法同前。

药后随访，瘙痒基本消退，停药继续观察。

按：本例患者病程较短，患者阴囊瘙痒明显，看似实证，但实为一派阳虚之相，方选地黄饮子加减以滋补肾阴、肾阳。方中巴戟天、沙苑子温补肾阳；附子、干姜温阳止泻，合生龙骨、生牡蛎温潜浮阳；熟地黄、山茱萸滋补肾阴；盐黄柏泻相火；砂仁纳气归肾；石斛、麦冬、五味子滋阴敛液；茯苓、石菖蒲、远志开窍化痰、交通心肾；白蒺藜平肝止痒；大枣和胃养血；薄荷轻宣郁气。

【参考文献】

［1］李桂深.地黄饮子加减治疗老年皮肤瘙痒症58例［J］.现代中西医结合杂志，2008，17（35）：5496.

［2］吴利平.地黄饮子加减治疗老年皮肤瘙痒症60例疗效观察［J］.浙江中医杂志，2015，50（3）：198.

［3］刘雯，李国栋，龙超，等.地黄饮子加味外洗治疗尿毒症皮肤瘙痒30例临床观察［J］.中医药导报，2019，25（22）：55-57+65.

［4］李伯华，朱慧婷，刘帅，等."补肾固元"法论治老年外阴瘙痒症［J］.中华中医药杂志，2021，36（11）：6489-6492.

二、荨麻疹

荨麻疹俗称风疹块，是由于皮肤、黏膜小血管扩张及渗透性增加而出现的一种局限性水肿反应。其病因复杂，目前尚不明确，多分为内源性和外源性两种因素。本病可发生于任何年龄，我国人群患病率约为23%。

【临床应用】

叶文伟等用地黄饮子联合西替利嗪治疗慢性荨麻疹60例。治疗方法：对照组予西替利嗪，每次10mg，每日1次。治疗组在对照组基础上予地黄饮子。方药：熟地黄、巴戟天、山茱萸、石斛、肉苁蓉、附子、五味子、肉桂、白茯苓、麦冬、石菖蒲、远志、生姜、大枣、薄荷。每日2次分服。治疗结果：对照组痊愈15例、显效18例、好转10例、无效13例，总有效率58.9%；治疗组痊愈28例、显效19例、好转10例、无效3例，总有效率78.3%。

【参考文献】

[1] 叶文伟，吴海燕，许爱娥.地黄饮子联合西替利嗪治疗慢性荨麻疹60例[J].中国中西医结合皮肤性病学杂志，2009，8（5）：312-313.

第三节　五官科病证

一、鼻咽癌

鼻咽癌是指发生于鼻咽腔顶部和侧壁的恶性肿瘤，其病因与病毒感染、家族遗传倾向、个体因素等均有关。常见临床表现为鼻塞、涕中带血、耳闷堵感、听力下降、复视及头痛等。本病发病率位于耳鼻咽喉恶性肿瘤之首。

【临床应用】

杨泽江等用地黄饮子辅助放疗治疗鼻咽癌30例。治疗方法：对照组予直线加速器6MV光子线或^{60}Co γ 射线放疗，每日1次，每周5次。治疗组在对照组基础上予地黄饮子：生地黄12g，熟地黄10g，党参15g，黄芪15~30g，天冬12g，麦冬12g，枇杷叶10g，石斛10g，泽泻10g，枳壳10g，甘草6g。早晚2次分服。治疗结果：对照组显著改善7

例，部分改善12例，无改善11例，总改善率63.3%；治疗组显著改善14例，部分改善15例，无改善1例，总改善率96.7%。

【参考文献】

［1］杨泽江，邓朝明，邱英和.地黄饮子汤辅助放疗治疗鼻咽癌30例临床观察［J］.四川中医，2005（3）：84-85.

二、声带小结

声带小结是一种慢性喉炎，表现为声音嘶哑，先为间歇性，后为持续性。发病原因为身体疲劳、喉部黏膜充血水肿、不注意休声、勉强用力发声造成声带黏膜损伤等。

【临床应用】

曹志用地黄饮子加减治疗声带小结18例，疗效满意，并与西药治疗组16例进行对照。治疗组予地黄饮子加减：熟地黄10g，山茱萸10g，石斛10g，五味子20g，茯苓10g，麦冬10g，石菖蒲10g，远志15g，胖大海10g，木蝴蝶10g，党参10g，黄芪10g。每日3次分服。对照组予克林霉素分散片，每次150mg，每日3次；泼尼松片，每次10mg，每日2次。治疗结果：治疗组痊愈9例，显效4例，有效4例，无效1例，总有效率94.4%；对照组痊愈5例，显效4例，有效5例，无效2例，总有效率87.5%。

【参考文献】

［1］曹志.地黄饮子加减治疗声带小结18例临床观察［J］.云南中医中药杂志，2014，35（2）：30-31.

三、咽喉炎

咽喉炎是指发生在咽喉部的炎症，通常由细菌感染引起，可分为急性咽喉炎和慢性咽喉炎。临床症状表现为咽喉部黏膜充血、水肿、炎性渗出，可致咽部疼痛、吞咽困难、声音嘶哑、咳嗽等。本病相当于中医学的喉痹、咽喉肿痛、音暗等。

【临床应用】

郭洪波等用地黄饮子合消瘰汤治疗慢性咽喉炎38例，疗效满意，并与西药治疗组38例进行对照。治疗组予地黄饮子合消瘰汤。方药：

熟地黄10g，玄参10g，浙贝母10g，煅牡蛎10g，山茱萸10g，石斛10g，巴戟天10g，肉苁蓉10g，五味子10g，茯苓10g，麦冬10g，石菖蒲10g，远志6g，肉桂（后下）3g，田七粉（兑服）4g，薄荷2g。早晚2次分服。对照组予阿莫西林胶囊，0.5g/次，每日3次；每周配合庆大霉素8万U，地塞米松5mg，雾化3次。治疗结果：治疗组治愈14例，显效16例，有效6例，无效2例，总有效率为94.74%；对照组治愈8例，显效9例，有效8例，无效13例，总有效率为65.79%。

【病案举例】

王某，女，47岁，初诊时间：1997年10月8日。

现病史：患慢性咽喉炎近5年，遍服各种中西药品无效。就诊时诉咽喉干涩不适，说话过多则咽喉部有梗噎感，曾做过咽喉镜检查，未见占位性病变。舌质淡红，苔薄白，脉双尺细弱。据脉测证，当有腰膝酸软，乏力畏寒等肾虚症状，询之果然。

西医诊断：咽喉炎。

中医诊断：梅核气（肾虚精亏）。

治法：补肾填精。

> **处方：**地黄饮子加减。熟地黄12g，山茱萸12g，巴戟天12g，肉苁蓉12g，附子9g，肉桂6g，麦冬12g，石斛12g，五味子12g，茯苓12g，桔梗6g，白僵蚕6g，生姜3片，大枣4枚，薄荷3g。

服5剂而愈。

按：肾藏精，肾精充盛经脉气血才得以运行通畅。足少阴肾经"循喉咙，挟舌本"。故肾虚则不能化生精气，精气不足以上奉，则咽喉部干涩不适。说话过多也消耗精气，精气难续，故咽喉部会有梗噎感。地黄饮子补肾阳，滋肾阴，肾阴阳并补，肾气充足，精气化生有源，充养经络，上奉喉咙，则病速愈。

【参考文献】

［1］林昭庚.中西医病名对照大辞典［M］.北京：人民卫生出版社，2002.

［2］郭洪波，罗玉梅，陈朝霞，等.地黄饮子合消瘰汤治疗慢性喉炎疗效观察［J］.湖北中医杂志，2007（6）：30.

［3］孔令新，史疆.地黄饮子临床应用体会［J］.四川中医，1999，17（2）：54.

第四节　妇科病证

绝经后潮热

潮热是绝经妇女最常见的不适症状之一，发病机制尚不完全明确，多与雌激素水平下降有关。临床主要表现为阵发性烘热感，其发作频率及持续时间变异大，常伴有汗出、心悸、焦虑、惊恐等，严重影响绝经女性日常生活。

【临床应用】

张丽华等用地黄饮子治疗绝经后妇女潮热38例。治疗方法：对照组予二至丸合二仙汤加减。方药：女贞子15g，墨旱莲15g，仙茅10g，淫羊藿10g，巴戟天10g，黄柏10g，知母10g，当归10g。治疗组予地黄饮子。方药：熟地黄15g，麦冬15g，茯苓15g，巴戟天10g，山茱萸10g，肉苁蓉10g，制附子10g，石斛10g，五味子10g，石菖蒲10g，远志10g，生姜10g，大枣10g，肉桂3g，薄荷6g。两组均为早晚2次分服，连服4周。治疗结果：治疗组明显优于对照组（$P < 0.01$）。

【参考文献】

[1] 张丽华，王艳，王春艳，等.地黄饮子治疗绝经后妇女潮热临床研究 [J].新中医，2013，45（4）：67-69.

第五节　神经精神科病证

一、眩晕

眩晕是一种运动性或位置性错觉，造成人与周围环境空间关系在大脑皮质中反应失真，产生旋转、倾倒及起伏等感觉。疾病、外伤及药物毒性等因素均可导致本病发生。一般表现为睁眼时周围物体旋转，闭眼时自身旋转。

【临床应用】

1.徐晓军用地黄饮子加味治疗椎基底动脉供血不足性眩晕55例，疗效满意，并与西药治疗组45例进行对照。治疗组予地黄饮子加味。

方药：熟地黄15g，石菖蒲15g，茯苓15g，远志15g，巴戟天10g，山茱萸10g，肉苁蓉10g，熟附子10g，五味子10g，肉桂（后下）10g，麦冬10g。每日3次分服。对照组予脑心通胶囊，每粒0.3g，每次3粒，每日3次。两组均以15天为1个疗程。治疗结果：治疗组55例中治愈40例，显效11例，有效3例，无效1例，总有效率98%。对照组45例中治愈10例，显效9例，有效15例，无效11例，总有效率76%。两组比较，治疗组明显优于对照组（$P < 0.05$）。

2.李兆云用地黄饮子治疗肾精不足型眩晕60例。治疗方法：对照组予血塞通片，每次1片，每日2次；西比灵，每次5mg，每日2次；阿司匹林，每次75mg，每晚顿服。治疗组予地黄饮子加减：熟地黄50g，山茱萸20g，石斛20g，麦冬15g，五味子10g，石菖蒲20g，远志20g，怀牛膝30g，生山楂30g，银杏叶30g，菊花20g，白芍20g，地龙20g，天麻20g。每日2次分服。治疗结果：治疗组总有效率96.7%，愈显率71.67%；对照组总有效率70%，愈显率23.3%，治疗组疗效优于对照组（$P < 0.05$）。

3.王海波用地黄饮子治疗肾精不足型眩晕44例。治疗方法：对照组予血塞通片，每次50~100mg，每日3次。治疗组予地黄饮子加减：熟地黄30g，石菖蒲20g，远志20g，地龙20g，天麻20g，山茱萸10g，石斛20g，麦冬15g，五味子10g。每日2次分服。两组患者均治疗30日。治疗结果：对照组患者显效12例，有效21例，无效11例，总有效率为75.00%；治疗组患者显效27例，有效15例，无效2例，总有效率为95.45%。

【病案举例】

1.刘某，女，40岁，初诊时间：2008年5月16日。

现病史：患者自诉素有失眠，烦躁，耳鸣，月经不调（先期，量少，经期腰痛），时轻时重10余年，地震之后眩晕如坐舟车，卧则惊悸不安，起则眩晕欲仆。失眠、烦躁、耳鸣重于以往发作。

体格检查：心肺（−），BP125/75mmHg。患者形体略瘦，面带倦容，饮食如常，二便尚调，舌红苔白薄，脉沉弦数。

西医诊断：梅尼埃病。

中医诊断：眩晕（肝肾阴虚，虚火扰心）。

治法：滋补肝肾，养阴清热。

> **处方：** 生地黄8g，山茱萸10g，石斛10g，麦冬10g，五味子12g，石菖蒲10g，远志10g，茯神12g，肉苁蓉10g，巴戟天10g，川牛膝15g，葛根10g，生龙骨30g，牡蛎30g，磁石30g，肉桂3g，黄连6g，僵蚕6g，薄荷（后下）6g，甘草6g。

水煎服，每日1剂。

二诊（2008年5月22日）：患者自述药后眩晕、耳鸣大减，惊悸去，睡眠好转，精神亦转佳，舌脉同前。原方加龟甲胶再服5剂。

三诊（2008年7月12日）：该患者带领其亲戚就诊时述，最后5剂药服完后诸症消失，月经亦正常。

按： 本案患者地震后眩晕，辨证为肝肾阴虚，风阳上扰。治疗当以养阴潜阳，交通心肾为法。地黄饮子滋肾阴，补肾阳。方中远志、石菖蒲、茯神交通心肾，开窍化痰；生地黄、山茱萸滋肾阴；肉苁蓉、巴戟天温肾阳；薄荷疏散风邪；加减运用龙骨、牡蛎镇潜上越之阳气；佐以甘草、生姜、大枣调营卫。全方养阴补肾，同时镇潜浮阳，又可交通心肾，则病速愈。

2.张某，女，47岁，初诊时间：1986年3月12日。

现病史： 病发已半年余，头晕、耳鸣时作时止，且步履蹒跚，视物不清，精神萎靡，倦怠乏力，心慌寐差。经中西药治疗3月余，未见好转。经人介绍，邀余诊治。

体格检查： 血压165/100mmHg。舌质红，少苔，脉弦细数。

辅助检查： 脑血流图示：脑动脉供血不足。

西医诊断： 脑缺血。

中医诊断： 眩晕（肝肾阴虚，阳亢风动）。

治法： 滋阴潜阳，平肝息风，佐以通脉活血。

> **处方：** 生地黄12g，熟地黄12g，山茱萸12g，五味子12g，远志12g，云茯苓12g，麦冬10g，石斛10g，石菖蒲10g，川芎10g，钩藤10g，当归15g，白芍15g，川牛膝15g，薄荷6g，白菊花6g。

连服上方10剂，诸症减轻。复查BP 125/80mmHg，脑血流图示：脑动脉供血稍弱。为巩固疗效，将汤剂改为散剂，倍量配药一料，嘱其早晚各服10g。

按：《灵枢·海论》云："髓海不足，则脑转耳鸣，胫酸眩冒，目无所见，懈怠安卧。"肝肾同源，肾水不足则肝失涵养，肝阴不足，风阳乘袭颠顶致头晕耳鸣；肝郁而化火，热扰神明则心慌寐差。治疗应以滋养肝肾，息风安神为法。方选地黄饮子加减。方中地黄、山茱萸补肾阴；加减运用钩藤平肝息风；五味子、麦冬清心安神。诸药配伍，阴阳平和，风息神安，故病自愈。

【参考文献】

［1］贾建平，陈生弟.神经病学［M］.北京：人民卫生出版社，2018.

［2］徐晓军.地黄饮子加味治疗椎-基底动脉供血不足性眩晕55例疗效观察［J］.云南中医中药杂志，2007，28（11）：25-26.

［3］李兆云.地黄饮子加减治疗肾精不足型眩晕临床观察［J］.当代医学，2010，16（2）：152.

［4］王海波.地黄饮子加减治疗肾精不足型眩晕临床观察［J］.中西医结合心血管病杂志，2016，4（27）：163，146.

［5］石志霄，石恒录.应用地黄饮子治疗地震后眩晕证［J］.中医杂志，2009（12）：90-91.

［6］崔杰尔.地黄饮子加减临床运用举隅［J］.内蒙古中医药，1998（8）：92.

二、延髓麻痹

延髓麻痹又称球麻痹，主要是舌咽神经和迷走神经受损导致声音嘶哑、吞咽困难、饮水呛咳及咽反射消失的一组临床症候群。主要病因有脑血管病变、中枢神经系统病变、颅内感染与颅内肿瘤等。患者若未经正规治疗，可危及生命。脑桥或脑桥以上部位的病变所导致的延髓麻痹，称为假性球麻痹。

【临床应用】

1.许玉皎用地黄饮子治疗卒中后假性球麻痹30例。治疗方法：对照组予控制血压、血糖、抗凝、降颅压等常规治疗。治疗组在对照组基础上予化裁地黄饮子。方药：生地黄30g，肉苁蓉20g，山茱萸20g，赤芍15g，石斛12g，麦冬10g，怀牛膝10g，茯苓10g，石菖蒲10g，红花10g，地龙10g，木蝴蝶10g。治疗结果：治疗组总有效率为90.0%，对照组总有效率为63.3%。两组比较，治疗组明显优于对照组（$P < 0.05$）。

2.畅金剑等用地黄饮子联合西药治疗脑梗死后假性球麻痹46例。治疗方法：对照组予阿司匹林、氯吡格雷、尼麦角林或氟桂利嗪、茴拉西坦。治疗组在对照组基础上予地黄饮子加减：熟地黄10g，山茱萸10g，石斛10g，麦冬10g，五味子6g，炮附片6g，益智仁20g，肉桂3g，石菖蒲12g，远志12g，郁金10g，茯苓20g，胆南星6g，全蝎6g，水蛭6g，生姜3g，大枣10g，薄荷6g。治疗结果：对照组痊愈7例，显效11例，有效19例，无效9例，总有效率80.43%；治疗组痊愈14例，显效20例，有效8例，无效4例，总有效率91.3%。

3.李济田用地黄饮子联合舌三针治疗阴阳两虚型假性球麻痹患者吞咽困难68例。治疗方法：对照组予舌三针。治疗组予地黄饮子联合舌三针。舌三针：上廉泉、左右旁廉泉。地黄饮子方药：熟地黄30g，山茱萸15g，巴戟天10g，肉苁蓉10g，附子10g，石斛12g，肉桂8g，白茯苓20g，麦冬15g，半夏10g，陈皮5g，甘草5g。治疗结果：治疗组显效40例，有效18例，无效10例，总有效率85.3%；对照组显效22例，有效18例，无效28例，总有效率58.8%。两组比较，治疗组明显优于对照组（$P < 0.05$）。

4.郑微等治疗中风后假性球麻痹吞咽功能障碍患者60例。治疗方法：对照组给予常规治疗，治疗组在此基础上加用地黄饮子联合舌项针治疗，两组患者治疗周期均为4周。地黄饮子药物组成为：熟地黄15g，山茱萸15g，肉苁蓉10g，巴戟天10g，炮附子6g，肉桂6g，石斛15g，麦冬10g，五味子10g，茯苓15g，远志15g，石菖蒲15g。加入生姜3片，大枣2枚，以水煎服，每日1剂，早晚分服，每周日停药1天，连续治疗4周，共计24剂。治疗结果：治疗组痊愈2例，显效13例，有效12例，无效3例，总有效率90%；对照组痊愈0例，显效7例，有效14例，无效9例，总有效率70%。

【病案举例】

吕某，男，85岁，初诊时间：2001年9月12日。

主诉： 突发左侧肢体麻木无力，伴言语不清，进食呛咳1天。

既往史： 原有高血压病史，1年前有脑梗病史。

体格检查： 神志清，精神可，左侧鼻唇沟变浅，咽反射迟钝，左侧肢体肌力Ⅳ级，病理反射未引出，舌红苔薄黄腻，脉弦。

辅助检查： 头颅CT证实脑基底节梗死。

西医诊断： 脑基底节梗死；假性球麻痹。

中医诊断： 中风（肝肾阴亏，肝阳上亢，痰瘀阻络）。

治法：补益肝肾，平肝息风，化痰开窍。

> **处方：** 生地黄15g，肉苁蓉12g，石斛15g，沙参18g，麦冬15g，石菖蒲10g，远志10g，茯苓20g，天竺黄10g，五味子9g，黄芩12g，竹茹6g。

同时予复方丹参注射液40ml，每日1次。治疗1个疗程（15天）后，发现其言语清晰，咽反射存在，拔胃管后能进流食。巩固1个疗程后出院，治疗期间无其他并发症发生。

按： 本案患者辨病为假性球麻痹，为中风的主症之一。患者肝肾阴亏，阴虚不能充养肝体，肝阳上亢，痰瘀阻窍。方中生地黄滋补肾阴；肉苁蓉温肾阳，益肾精；茯苓、远志、石菖蒲化痰开窍，交通心肾；石斛、麦冬、五味子滋肺肾之阴；加减运用天竺黄清热涤痰，丹参注射液活血化瘀。全方共奏滋肾阴、补肾阳、化痰开窍之功，故奏效。

【参考文献】

［1］许玉皎.化裁地黄饮子治疗卒中后假性球麻痹30例临床观察［J］.新中医，2011，43（1）：26-27.

［2］畅金剑，王增慰，郭一多.地黄饮子颗粒联合西药治疗脑梗死后假性球麻痹46例［J］.光明中医，2013，28（10）：2128-2130.

［3］李济田.地黄饮子联合舌三针治疗阴阳两虚型假性球麻痹患者吞咽困难的临床疗效观察［J］.内蒙古中医药，2016（11）：25.

［4］郑微，胡楠.地黄饮子联合舌项针治疗中风后假性球麻痹吞咽功能障碍临床疗效观察［J］.辽宁中医杂志，2023，50（1）：1-11.

［5］王才党，颜云龙.地黄饮子加减合丹参注射液治疗假性球麻痹22例［J］.福建中医药，2003，34（4）：29-30.

三、失眠症

失眠症是入睡和（或）睡眠持续困难所致的睡眠质量或数量达不到正常生理需求而影响日间社会功能的一种主观体验，是最常见的睡眠障碍性疾患。压力、焦虑、睡眠不规律、睡眠环境差等均可导致本病发生。女性发病率高于男性。本病相当于中医学的不寐。

【临床应用】

刘咏英等用地黄饮子联合艾司唑仑治疗肾阴阳两虚型老年失眠症50例。治疗方法：两组患者在前2周均需停用治疗睡眠的药物。对照组予艾司唑仑片，每次1mg，每日1次。治疗组在对照组治疗基础上予地黄饮子，方药：熟地黄30g，山茱萸12g，肉苁蓉12g，巴戟天15g，石斛15g，麦冬15g，五味子5g，炮附子9g，肉桂3g，石菖蒲30g，茯苓30g，远志9g，黄连6g，当归15g。治疗结果：治疗组显效率62%，明显高于对照组的44%（$P < 0.05$）。治疗组不良反应发生率2%，显著低于对照组的20%（$P < 0.05$）。

【病案举例】

1.王某，女，57岁，就诊时间：2003年2月25日。

现病史： 现患者失眠，每日睡眠时间1～2h，头昏，健忘，耳鸣，眼干涩，口干苦，急躁易怒，心悸怔忡，悲伤欲死，腰膝酸软，畏寒肢冷，急躁时虚汗不止。舌质红，苔黄干，脉沉细数。

西医诊断： 失眠症。

中医诊断： 不寐（下元虚损，虚阳上浮，肝阳上亢，热扰心神）。

治法： 滋阴补阳，清热安神。

> **处方：** 地黄饮子合甘麦大枣汤加减。生地黄20g，熟地黄20g，巴戟天15g，山茱萸20g，肉苁蓉20g，炮附子15g，五味子20g，肉桂6g，麦冬20g，石菖蒲20g，菊花20g，生石膏20g，夏枯草20g，半夏15g，柏子仁20g，酸枣仁20g，煅牡蛎30g，浮小麦30g，甘草10g。

水煎服。5剂后诸证均减，能睡眠4小时，续服15剂痊愈。

按： 本案患者为老年人，五脏虚损，肾精不足，不能充养骨骼则腰膝酸软，不能濡润官窍则耳鸣；虚阳上浮，扰动心神而不寐健忘、心悸怔忡；阳虚不能固摄津液则虚汗不止；肾阴虚不能充养肝体，则肝阳上亢致头昏、急躁易怒；阳虚不能温煦则畏寒肢冷。选用地黄饮子加减，方中生熟地黄、山茱萸、肉苁蓉滋肾阴，温肾阳；麦冬、五味子养心安神同时养阴，助地黄、山茱萸以滋水涵木；石菖蒲醒神益智；生石膏、夏枯草、菊花清心火，除肝热；附子、肉桂补肾阳，温养真元，同时引火归原；煅牡蛎、浮小麦滋阴潜阳，收敛止汗。阴阳并补，虚阳归元，阴平阳秘，故速效。

2.患者，男，76岁。

主诉： 失眠30年、加重1年伴有双手抖动。

现病史：失眠，每日睡眠不足2小时，每日夜间需在地上不停地走动，走累了勉强入睡十多分钟，继续活动，再休息，如此反复，睡眠总共不足2小时，十分痛苦。便秘，3~4天一行，面色发暗，双手、身体不自觉抖动，背部怕冷，舌淡苔薄黄、有裂纹，脉弦。

既往史：有高血压病史，血压控制尚可。曾予黄连温胆汤加减治疗1周，未见明显改善，因身体抖动、抽动，在当地医院治疗，未见任何异常，考虑神经性因素所致，再次就诊。

西医诊断：失眠症；高血压。

中医诊断：不寐（阴阳两虚）。

治法：滋阴补阳，养心安神。

处方： 地黄饮子合天王补心丹加减。方药：熟地黄30g，生地黄30g，山茱萸15g，石斛15g，麦冬15g，五味子10g，石菖蒲15g，远志15g，夜交藤60g，茯苓15g，肉苁蓉15g，肉桂6g，制附子6g，巴戟天10g，白芍30g，钩藤30g，火麻仁30g，莱菔子30g，柏子仁30g，当归20g，僵蚕20g，地龙15g。

7剂，每日1剂，早晚分服。

二诊：治疗1周后睡眠稍改善，大便通畅，身体怕冷减轻，自觉精神好转，舌淡苔薄白、有裂纹，脉沉细，继续服上方7剂。

三诊：患者精神好转，睡眠改善，入睡6小时，每次可以睡2小时，早晨仍不想起床，患者多年的便秘好转，身体抖动也好转。

按：《灵枢·寒热病》云："阳气盛则瞋目，阴气盛则瞑目。"《类证治裁·不寐》谓："阳气自静而之动，则寤；阴气自静而之动，则寐；不寐者，病在阳不交阴也。"本案患者辨证为阴阳两虚，阴不潜阳，阴虚风动。方中地黄、石斛、山茱萸滋补肾阴；钩藤平肝潜阳；石菖蒲、远志、茯苓安神益智，交通心肾；当归、益智仁养血安神。全方共奏阴中求阳，阴阳双补之效，使营卫调合，阴平阳秘，故自愈。

3.刘某，男，40岁，初诊时间：1985年10月7日。

主诉：寐少梦多，心慌，心烦，全身乏力1年余。

现病史：患者素体羸弱。经某医院检查诊断为"神经衰弱""自主神经功能紊乱"。给以谷维素片、安定片、五加参精等药治疗，症状缓解。近日因教学劳累和生气病情反复、加重，继用上述药物效果不显，故邀中医诊治。刻下症：夜难入寐，每夜睡眠仅2~3小时，身体消瘦，腰膝酸软，心慌，心烦，骨蒸潮热，盗汗，便干2日一行，小溲短黄，脉沉细数，舌质红，无苔。

西医诊断：失眠症。

中医诊断：不寐（肾水不足，心火失制，心肾不交，神不守舍）。

治法：滋阴降火，交通心肾，养心安神。

> **处方：**生熟地黄各12g，山茱萸12g，石斛12g，麦冬10g，五味子12g，节菖蒲10g，远志12g，云茯苓12g，黄连5g，当归15g，煅龙牡各15g，炒酸枣仁15g。

守服上方12剂，患者夜寐已达7~8小时，体力恢复，精神好转，余症渐轻。为巩固疗效，嘱其继用上方倍量配一料，共研细面，炼蜜为丸，每丸重10g，早晚各服一丸。

按：《石室秘录·本治法》云："人病心惊不安，或夜卧不睡者，人以为心之病也，谁知非心病也，肾病也……欲安心者，当治肾。"由此可见，不寐的病变脏腑主要责之心肾二脏。肾阴亏损，不能上制心火，因而心火偏亢。心火偏亢，失于下降，不能温煦肾阳。阴阳失调，心肾不交，神不守舍，故不寐。选用地黄饮子加减。方中生熟地黄、山茱萸滋补肾阴；石斛、麦冬、五味子滋养肺肾，金水相生，壮水之主以制阳光；石菖蒲、远志、茯苓合用交通心肾；加减运用黄连泻心火；煅龙牡、炒酸枣仁潜镇养心安神。全方共奏滋阴清火，养血安神之效，故不寐得愈。

【参考文献】

[1] 贾建平，陈生弟.神经病学［M］.北京：人民卫生出版社，2018.

[2] 林昭庚.中西医病名对照大辞典［M］.北京：人民卫生出版社，2002.

[3] 刘咏英，赵婧，矫健鹏，等.地黄饮子联合艾司唑仑治疗肾阴阳两虚型老年失眠症患者的临床疗效观察［J］.世界中西医结合杂志，2019，14（7）：962-965.

[4] 李领召.地黄饮子临床应用举隅［J］.河南中医，2005，25（11）：65

[5] 赵剑锋，孟动玲.王晞星运用地黄饮子治验三则［J］.中国民间疗法，2016，24（4）：11-12.

[6] 崔杰尔.地黄饮子加减临床运用举隅［J］.内蒙古中医药，1998（8）：92.

四、脑卒中

脑卒中俗称中风，指多种原因导致脑血管受损，局灶性（或整体）脑组织损害，引起临床症状超过24小时或致死。发病因素比较复杂、多样，临床表现为肢体无力或麻木、口舌歪斜、语音不利、恶心呕吐、抽搐、意识障碍等。男性比女性易发病，肥胖和糖尿病人群属于好发人群。

（一）脑梗死

脑梗死又称缺血性脑卒中，是指各种脑血管病变所致脑部血液供应障碍，导致局部脑组织缺血、缺氧性坏死，而迅速出现相应神经功能缺损的一类临床综合征。动脉粥样硬化是脑梗死最常见的病因，多见于中老年。本病相当于中医学的头痛、眩晕等。

【临床应用】

1.盛鹏杰等用地黄饮子联合瞬时电针刺激治疗恢复期脑梗死42例。治疗方法：对照组予康复训练、物理治疗、作业治疗。治疗组在对照组基础上予瞬时电针刺激联合地黄饮子治疗。瞬时电针刺激：头针运动区、感觉区、颞上回、横回及下回。地黄饮子加减：熟地黄12g，巴戟天12g，石斛15g，肉桂15g，山茱萸15g，五味子15g，肉苁蓉15g，炮附子15g，白茯苓15g，石菖蒲15g，麦冬15g，远志15g，生姜2片，大枣5枚。早中晚3次分服。治疗结果：对照组基本治愈10例，显效12例，有效11例，无效9例，总有效率78.57%；治疗组基本治愈16例，显效18例，有效6例，无效2例，总有效率95.24%。

2.张有为用地黄饮子加味联合常规西药治疗脑梗死吞咽障碍56例。治疗方法：对照组予阿司匹林肠溶片100mg，每日1次；阿托伐他汀钙片20mg，每日1次；依达拉奉注射液30mg，每日1次。治疗组在对照组治疗基础上予地黄饮子加味：黄芪20g，党参20g，巴戟天15g，肉苁蓉15g，山茱萸15g，炮附子（先煎）15g，官桂15g，干石斛15g，五味子15g，麦冬15g，茯苓15g，石菖蒲15g，远志15g，熟地黄12g，牛膝12g，大枣6枚，生姜6g。早晚2次分服。治疗结果：治疗组治愈34例，有效20例，无效2例，总有效率96.43%；对照组基本治愈28例，有效18例，无效8例，总有效率85.19%。

3.肖利等选择90例脑梗死恢复期患者进行研究。治疗方法：对照组患者给予阿托伐他汀钙片治疗，研究组在对照组基础上给予地黄饮子加减治疗。地黄饮子方药组成：石菖蒲20g，云茯苓15g，石斛15g，桂枝10g，巴戟天10g，熟地黄20g，胆南星10g，红花10g，水蛭10g，威灵仙15g，远志10g，甘草6g。患者取药后放于4℃冰箱保存，服用前加热，分早晚2次服用，连续治疗4周。治疗结果：治疗后，两组患者神经元特异性烯醇化酶（NES）水平均降低，且研究组患者NES水平低于对照组（$P<0.05$）；两组患者基底动脉（BA）、大脑中动脉（MCA）血流速度均下降，且研究组患者BA、MCA血流速度均低于对照组（$P<0.05$）。

【病案举例】

1.刘某，男，61岁，初诊时间：2015年6月11日。

现病史：言语謇涩，且语速减慢，不断加重；气短，少气懒言，无饮水呛咳，无头晕头痛，阵发性发作唇周麻木，四肢活动尚可，纳可，夜寐尚可，二便调。舌淡暗苔薄白，脉弦细。

既往史：既往脑梗死病史，曾于我院针灸科住院治疗。糖尿病、高血压病史，目前血糖、血压控制良好。

西医诊断：脑梗死。

中医诊断：中风（肾阴阳两虚，痰浊上泛）。

治法：滋补肾阴肾阳，化痰开窍。

> **处方：**熟地黄30g，山茱萸20g，石斛20g，麦冬20g，石菖蒲15g，五味子12g，远志10g，茯苓30g，酒苁蓉20g，肉桂6g，巴戟天20g，山药20g，川芎15g，白附子9g，大枣3枚，生姜2片。

7剂，水煎服。

二诊：患者诉服药后气短懒言好转，唇周麻木感消失，睡眠改善，言语仍欠流利，余症同前。嘱继服前方14剂。

三诊：言语謇涩明显好转，愿意主动与他人交流。舌红苔薄白。前方改川芎10g，五味子6g，去白附子，继服14剂。

后随访患者，诉言语謇涩明显改善，基本可以正常交流。

按：《千金要方》云："风懿者，奄忽不知人，咽中塞，窒窒然，舌强不能言，病在脏腑。"本案患者年老体虚，肾阴阳俱虚。肾经挟舌本，肾虚则精气不足，不能上奉喉咙，老年人脾胃虚弱，不能运化水液，致痰浊上泛，下虚上实，堵塞窍道，是故舌强不能言。方中重用熟地黄补肾真阴；山药健脾补肾；改附子为白附子通络涤痰；川芎活血行气。全方共奏滋补肾阴，温补肾阳，化痰开窍之功。

2.张某，女，70岁，初诊时间：2016年12月22日。

现病史：走路前倾，行走右偏，自诉左下肢痿软无力，左足不能抬起，尿频，每天10余次，憋不住尿。纳可，夜寐欠安，夜尿3~4次，大便正常。舌暗红苔薄黄，脉沉细。

既往史：既往脑梗死病史2年。

西医诊断：脑梗死。

中医诊断：中风（肾精亏虚）。

治法：补肾填精。

> **处方：** 熟地黄30g，山茱萸15g，石斛15g，麦冬15g，石菖蒲15g，五味子12g，远志10g，茯苓20g，酒苁蓉20g，肉桂（后下）10g，山药20g，巴戟天15g，川芎15g，炙附子（先煎）7g，金樱子50g，大枣3枚，生姜2片。

14剂，水煎服。

二诊：患者诉服药后尿频次数稍减少，憋尿有所改善，行走前倾、右偏未见明显变化。原方去川芎，加牛膝15g、乌药10g，继服14剂。

三诊：患者诉尿频明显好转，夜尿次数减少，走路前倾减轻，左足稍有力量抬起，嘱继服前方14剂。

四诊：患者诉尿频基本改善，走路前倾较前好转。舌红苔薄白，脉细。前方减金樱子30g、乌药6g，继服14剂。

后随访病人情况，家属代诉走路前倾明显改善，行走右偏基本消失，左足可以抬起，尿频基本消失，嘱前方做成丸剂服用2个月。

按：本案患者年老体虚，肾精亏虚，精血不能濡养筋脉、四肢，故称"痿躄"。走路前倾，行走右偏，是因为下肢痿软无力，考虑"足废不能用"。肾主骨生髓而藏精，肾亏则下肢酸软无力，步履困难；肾气不足则膀胱固摄失司，不能约束水液，故尿频。方选地黄饮子加减，肾阴阳双补、涩精止遗。地黄、山茱萸滋肾阴；肉桂、肉苁蓉、巴戟天温肾阳；金樱子涩精止遗。诸药合用，病症皆除。

（二）脑出血术后

【临床应用】

1.金许洪等用地黄饮子治疗高血压脑出血术后53例。治疗方法：两组均采用常规治疗：控制血压、防治感染、加强营养支持，并予维生素B_1、B_{12}。治疗组在此基础上予地黄饮子。方药：熟地黄15g，肉苁蓉12g，巴戟天12g，山茱萸12g，赤芍12g，远志6g，地龙10g，法半夏10g，石菖蒲10g，黄芪10g，决明子15g，竹茹15g。治疗结果：治疗组疗效显著优于对照组（$P < 0.05$）。

2.李陇平等用地黄饮子治疗自发性脑出血术后恢复期23例。治疗方法：两组均予常规治疗：调控血压、止血、脱水、预防感染及维持水、电解质平衡等。治疗组在此基础上予地黄饮子加减。方药：熟地黄15g，山茱萸15g，巴戟天10g，肉苁蓉10g，石斛10g，附子8g，肉桂10g，麦冬10g，五味子10g，石菖蒲10g，远志10g，茯苓8g，生姜6g，大枣4枚。早晚2次分服。治疗结果：治疗组痊愈6例，显效12例，有效4例，无效1例，死亡0例，总有效率95.65%；对照组痊愈3例，显效9例，有效5例，无效4例，死亡1例，总有效率77.27%。

【病案举例】

患者，女，68岁，初诊时间：1981年10月12日。

现病史： 患者中年丧夫，积劳成疾。素有头晕目眩，腰膝酸软，半个月前因脑出血经住院抢救转危为安，但遗留言语障碍、偏瘫而来求治。症见头晕目眩，手足心热，渴不多饮，服辛温香燥之品则口苦口渴，胃中烧灼。

体格检查： 精神萎靡，身体消瘦，言语謇涩，右侧肢体瘫痪，活动困难，卧床不起，颧赤唇红，舌光红无苔，脉细数无力。

西医诊断： 脑出血后遗症。

中医诊断： 中风（肝肾阴虚，脑失所养）。

治法： 滋养肝肾，补脑利窍。

> **处方：** 地黄饮子加减。生地黄12g，茯苓12g，麦冬12g，白芍12g，桑枝12g，山茱萸10g，牡丹皮10g，泽泻10g，肉苁蓉10g，巴戟天10g，山药30g，葛根30g，当归15g，丹参15g，石菖蒲6g，远志6g，五味子6g，薄荷（后下）6g。

每日1剂，水煎分3次服。服20剂，言语恢复正常，右上肢可以抬举，下肢可以屈伸、站直。原方去石菖蒲、远志，加杜仲、续断、钩藤、怀牛膝，续服20剂，右侧肢体活动功能稳定好转，能下床行走。上方加减再服30剂病告痊愈，可以上街买菜和操持家务。后健康生活16年寿终正寝。

按：脑出血属于中医学"中风"范畴，其病位在脑，与心、肝、肾、脾等脏腑密切相关，其病性多属本虚标实。本案患者手术伤及脑髓，肾主骨生髓，肾虚及肝，精血同源，则精血俱衰。治疗上以补益肝肾为法，方选地黄饮子加减治疗，全方共奏滋肾阴，补肾阳，开窍化痰之功。标本兼治，阴阳并补，上下兼顾，为滋养肝肾之大法。

（三）卒中后偏瘫

【临床应用】

1.俞云姣等用地黄饮子联合针灸治疗脑梗死偏瘫失语40例。治疗方法：对照组予基础治疗（抗血小板聚集、降脂稳斑、营养脑细胞）。治疗组在对照组基础上予针灸和地黄饮子：熟地黄20g，山茱萸9g，巴戟天15g，茯苓15g，石斛10g，石菖蒲10g，肉苁蓉10g，麦冬10g，远志6g，制附子6g，肉桂6g，五味子6g，薄荷6g，大枣6g，生姜5g。治疗结果：治疗组基本治愈10例，显著进步21例，进步7例，无变化2例，恶化0例，总有效率95%；对照组基本治愈7例，显著进步9例，进步12例，无变化11例，恶化1例，总有效率70%。

2.李书纳用地黄饮子加减治疗卒中后痉挛型偏瘫48例。治疗方法：对照组予口服胞磷胆碱钠胶囊0.1g/次，每日3次；阿司匹林肠溶片0.1g/次，每日1次。配合降压、降糖、降脂，同时予康复训练。治疗组在对照组基础上联合地黄饮子加减。药物：熟地黄12g，山茱萸15g，巴戟天15g，肉苁蓉15g，附子15g，官桂15g，石斛15g，麦冬15g，五味子15g，茯苓15g，石菖蒲15g，远志15g，大枣2枚。治疗结果：对照组治疗有效率79.17%，治疗组治疗有效率93.75%。两组比较，治疗组明显优于对照组（$P < 0.05$）。

（四）卒中后失语

【临床应用】

1.王玉宇等用地黄饮子治疗肝肾两虚证中风后失语15例。治疗方法：对照组予舒尔刺激法，每次30分钟，每周3次。治疗组在对照组治疗基础上予地黄饮子加减：地黄10g，麦冬10g，五味子6g，山茱萸6g，肉桂6g，制附子6g（先煎），石菖蒲6g，远志6g，巴戟天10g，茯苓10g，石斛10g，熟地黄10g。早晚2次分服。两组疗程均为2个月。治疗结果：对照组痊愈1例，显效3例，有效7例，无效4例，临床愈显率为26.67%；治疗组痊愈4例，显效7例，有效3例，无效1例，愈显率为73.33%。治疗组明显优于对照组（$P < 0.05$）。

2.秦松杰等用舌三针结合地黄饮子治疗中风后言语不利36例。治疗方法：对照组予舌三针；治疗组在对照组基础上予地黄饮子。基本处方：熟干地黄、巴戟天、山茱萸、石斛、肉苁蓉、附子、五味子、官桂、石菖蒲、白茯苓、麦冬、远志等。治疗结果：对照组恢复7例，显著10例，有效12例，无效7例，总有效率80.56%；治疗组恢复11例，显著15例，有效7例，无效3例，总有效率99.44%。

3.张松等选取中风肝肾阴虚型失语患者共90例。方法：对照组患者给予西医常规治疗，治疗组在西医常规治疗的基础上加服地黄饮子加减，分析两组的治疗有效率。地黄饮子组成：熟地黄20g，巴戟天10g，山茱萸10g，肉苁蓉10g，五味子10g，肉桂10g，茯苓15g，石菖蒲10g，石斛10g，远志15g，甘草6g；气虚者加党参、黄芪，肝阳上亢者加芍药、牡丹皮、龙骨，阴虚痰热者加竹茹、川贝母。每日1剂，早晚分服，疗程4周。治疗结果：经治疗后，治疗组有效率为86.67%，明显高于对照组的有效率73.33%（$P < 0.01$）。

（五）卒中后吞咽困难

【临床应用】

苏锦华选择中风后吞咽困难患者共72例。治疗方法：2组均进行中风病的常规药物治疗，观察组在对照组治疗的基础上加用中药汤剂地黄饮子联合点刺金津、玉液放血疗法。地黄饮子方药组成：熟地黄20g，肉桂3g，麦冬10g，肉苁蓉10g，山茱萸10g，炮附片3g，薄荷（后下）5g，五味子10g，石斛15g，巴戟天10g，制远志10g，石菖蒲15g，茯苓15g，生姜3片，大枣（擘）2枚。腰膝酸软甚者加怀牛膝、桑寄生、杜仲；头晕者加天麻、钩藤。每日1剂，水煎取汁200ml，每次100ml，每日2次，口服，共4周。治疗结果：对照组36例，痊愈4例，显效20例，有效5例，无效7例，总有效率为80.56%；观察组36例，痊愈14

例，显效17例，有效3例，无效2例，总有效率为94.44%。经统计分析，观察组疗效优于对照组，差异具有统计学意义。

【参考文献】

［1］贾建平，陈生弟.神经病学［M］.北京：人民卫生出版社，2018.

［2］林昭庚.中西医病名对照大辞典［M］.北京：人民卫生出版社，2002.

［3］盛鹏杰，赵娜娜，贾燕飞，等.瞬时电针刺激联合地黄饮子对恢复期脑梗死患者神经功能重建的影响［J］.数理医药学杂志，2019，32（9）：1288-1291.

［4］张有为.地黄饮子加味联合常规西医治疗脑梗死后吞咽障碍56例临床观察［J］.中国民间疗法，2019，27（18）：65-66.

［5］肖利，王少锋，李露华，等.地黄饮子加减联合阿托伐他汀对脑梗死恢复期患者侧支循环的影响［J］.黑龙江医药科学，2022，45（1）：68-69.

［6］王英月，王斌.吴深涛教授应用地黄饮子临床验案［J］.内蒙古中医药，2018，37（2）：44-45.

［7］金许洪，潘峰，何国龙，等.地黄饮子治疗高血压脑出血术后临床观察［J］.浙江中西医结合杂志，2005（7）：411-412.

［8］李陇平，赵晓平.地黄饮子干预自发性脑出血术后恢复期的作用［J］.中国中医药现代远程教育，2015，13（8）：47-48.

［9］李凌云.地黄饮子在老年脑病中的临床应用［J］.中国民间疗法，2010，18（6）：33.

［10］俞云姣，黎梅.地黄饮子联合针灸治疗脑梗死偏瘫失语临床观察［J］.新中医，2016，48（3）：30-32.

［11］李书纳.地黄饮子加减治疗卒中后痉挛型偏瘫患者的效果观察［J］.中国民康医学，2019，31（23）：86-88.

［12］王玉宇，徐宁，董卫华，等.地黄饮子治疗肝肾两虚证中风失语临床观察［J］.中国实验方剂学杂志，2015，21（23）：172-175.

［13］秦松杰，尚雪梅，顾春蕾.舌三针结合地黄饮子治疗中风后言语不利36例临床观察［J］.贵州医药，2015，39（7）：631-632.

［14］张松.地黄饮子加减治疗中风肝肾阴虚型失语的临床疗效观察［J］.航空航天医学杂志，2021，32（3）：347-348.

［15］苏锦华.地黄饮子联合点刺金津、玉液治疗中风后吞咽困难临床观察［J］.光明中医，2021，36（21）：3617-3620.

五、血管性痴呆

血管性痴呆包括缺血性或出血性脑血管病，或者心脏和循环障碍引起的低血流灌注所致的各种临床痴呆，是痴呆的常见类型之一。脑血管病和吸烟、肥胖、高龄等危险因素是其发生的主要原因。高发于中老年人，可导致记忆、注意、执行功能和语言等高级认知功能的严重受损。本病相当于中医学的健忘、呆病等。

【临床应用】

1.李诗国等用地黄饮子胶囊联合盐酸多奈哌齐片治疗血管性痴呆57例。治疗方法：对照组予拜阿司匹林片100mg、阿托伐他汀钙片10mg、盐酸多奈哌齐片5~10mg，每日1次。治疗组在对照组治疗基础上予地黄饮子胶囊（熟地黄60g，山茱萸45g，巴戟天45g，肉苁蓉45g，石斛45g，麦冬45g，五味子30g，制附片30g，肉桂30g，茯苓30g，石菖蒲30g，远志30g，薄荷10g，紫河车50g，三七粉30g。胶囊套装，每粒含生药0.4g，1次5粒，每日2次）。治疗结果：治疗组总有效率75.44%，对照组总有效率58.59%。

2.黄循夫等用地黄饮子加减联合多奈哌齐片治疗轻中度血管性痴呆42例。治疗方法：对照组予盐酸多奈哌齐片，每次5mg，每日1次，1个月后可调整剂量。治疗组在对照组基础上予地黄饮子加减：熟地黄15g，山茱萸10g，制附子10g，肉桂10g，巴戟天10g，肉苁蓉10g，石斛10g，麦冬15g，五味子6g，远志10g，石菖蒲15g，茯苓10g，生姜10g，大枣10g，薄荷3g。治疗结果：加减地黄饮子对中轻度血管性痴呆患者有显著治疗效果，对促进患者认知能力与日常生活能力的提高有明显作用。

3.张军强等用地黄饮子联合低频重复经颅磁刺激治疗血管性痴呆32例。治疗方法：对照组予低频重复经颅磁刺激，频率为10Hz，每日给予3000个脉冲刺激。治疗5天停2天。治疗组在对照组的基础上予以地黄饮子：生地黄汁30ml，芦根15g，生麦冬（去心）25g，人参15g，白蜜15ml，橘皮10g，生姜15g。早晚2次分服。治疗结果：对于血管性痴呆认知功能障碍患者，地黄饮子加减联合低频重复经颅磁刺激有较好疗效。

【病案举例】

1.李某，女，65岁。

主诉：健忘2年，加重1个月。

既往史：既往高血压、糖尿病病史，平素血糖控制不良，此次为第4次住院。

体格检查：BP160/100mmHg，神清，自动体位，双瞳孔等大等圆，对光反射灵敏，颈软，无抵抗，双肺呼吸音清，心率82次/分，律齐，心音有力，语言流利，语音清晰，读写正常，惟失计算能力，记忆力减退，四肢活动正常，肌张力正常，双巴氏征（＋）。舌质淡暗，苔白腻，脉沉弦细。

辅助检查：头颅CT示：双侧基底节多发腔隙性梗死软化灶，左叶顶梗死软化灶。

西医诊断：脑梗死；血管性痴呆；高血压2级；2型糖尿病。

中医诊断：健忘（肝肾阴虚，脑髓失养）。

治法：补肾养肝，填精益髓。

处方：地黄饮子加减。生地黄、熟地黄、山茱萸、石菖蒲、枸杞子各15g，石斛、麦冬、郁金、远志、茯苓、竹茹、巴戟天各10g，五味子、肉桂各6g，鸡血藤20g，薄荷3g。

水煎服，每日1剂。另予刺五加注射液静脉滴注，每日1次；口服降糖药。

上方服9剂后，患者诸症缓解，可进行简单的加减计算，舌苔薄白。原方去竹茹、栀子，加黄芪、山药各15g。服药15剂，记忆力较前提高，能说出家庭地址及每餐饮食等，并可进行100以下的加减计算。予上方制成水丸，带药出院。随访3个月，未见复发。

按：《医学心悟》云："肾主智，肾虚则智不足。"本案患者为中老年女性，年老体弱，肾精不足，肾主骨生髓，髓海不足，不能充养于脑，记忆力减退。舌质淡暗，苔白腻为痰瘀互结之象。方选地黄饮子滋肾阴，补肾阳，开窍化痰。加减运用竹茹、茯苓健脾化痰；鸡血藤养血活血通络；栀子、郁金、薄荷清肝火，理肝气；黄芪、山药补气健脾。肾虚得补，痰浊得消，髓窍自通，故奏效。

2.患者，女，67岁，初诊时间：2017年3月31日。

主诉：言语不利、记忆力减退5年余，加重伴乏力3个月。

现病史：患者于2012年8月11日晨起发现言语不利，无恶心呕吐及肢体活动不遂，在当地医院经检查按"脑梗死"住院治疗半个月后病情稳定，仍有构音不畅，偶有头昏脑胀，渐出现记忆力减退，以近事记忆力下降为主，表现为经常忘记熟人的名字、洗碗忘记关水、做饭忘关火等现象。3个月前渐出现小便失控，伴言语不利、倦怠思卧、健忘乏力、沉默寡言、生活自理能力下降，故前来就诊。平素畏寒怕冷，食欲不佳，夜睡多梦。

既往史： 既往脑梗死、高血压、高脂血症病史。

体格检查： 记忆力、计算力、定向力明显下降，100以内加减法均计算错误，双侧巴氏征、掌颏反射阳性，右侧查多克征阳性。舌质暗，苔白腻，脉弦细。

辅助检查： 头颅MRI检查：脑桥、右侧丘脑、双侧基底节区、侧脑室旁及胼胝体多发腔隙性脑梗死，脑萎缩。简易智力状况检查法（MMSE）结果：18分。蒙特利尔认知评估量表（MoCA）结果：12分。临床痴呆评定量表（CDR）结果：1分。

西医诊断： 血管性痴呆；多发性脑梗死；原发性高血压3级。

中医诊断： 痴呆（肾虚髓亏）。

治法： 补肾填髓，化瘀开窍。

> **处方：** 生地黄15g，酒萸肉12g，麦冬15g，石斛12g，酒苁蓉12g，盐巴戟天20g，淡附片6g，石菖蒲15g，蜜远志12g，薄荷9g，盐益智仁30g，天麻30g，全蝎12g，蜈蚣2条，炙甘草3g，肉桂3g。

水煎服，10剂，每日1剂，分早晚2次温服。

二诊： 患者畏寒怕冷症状明显改善，能清晰地表达简短句子，5以内加减法可以计算，但仍有小便频数且失控，饮食睡眠一般，上方加入乌药6g温肾散寒，桑螵蛸30g涩精止遗。水煎服，10剂，每日1剂，分早晚2次温服。

三诊： 患者小便次数减少，失控症状改善，守上方加减继续治疗。

按： 本案患者年迈体虚，气血不足，久病不复，肾精亏虚，肾主骨生髓，渐使脑髓空虚失养。痰瘀痹阻，故倦怠思卧，沉默寡言。治疗时应以补虚益损，化瘀开窍为法。选用地黄饮子加减。方中生地黄、酒萸肉滋补肾阴；酒苁蓉、盐巴戟天、盐益智仁温补肾阳；麦冬、石斛滋阴敛液；石菖蒲、蜜远志交通心肾，开窍化痰；炙甘草、薄荷调和营卫；天麻平肝息风；全蝎、蜈蚣平肝息风，搜风通络；乌药温肾散寒；桑螵蛸涩精止遗。全方共奏滋阴补阳，化痰开窍，营卫调合之功，故病症自除。

【参考文献】

[1] 贾建平，陈生弟.神经病学［M］.北京：人民卫生出版社，2018.

[2] 林昭庚.中西医病名对照大辞典［M］.北京：人民卫生出版社，2002.

[3] 李诗国，戴圣伟，李群伟.地黄饮子胶囊联合盐酸多奈哌齐片治疗血管性痴呆临床观察［J］.浙江中西医结合杂志，2015，25（7）：632-634，643.

[4] 黄循夫，万兴富，钟山.加减地黄饮子汤联合多奈哌齐片在轻中度血管性痴呆患者中的应用观察［J］.基层医学论坛，2017，21（16）：2118-2119.

[5] 张军强，王晓明.地黄饮子联合低频重复经颅磁刺激治疗血管性痴呆患者认知功能障碍临床观察［J］.光明中医，2019，34（16）：2540-2542.

[6] 邵淑娟.地黄饮子临床应用举隅［J］.湖北中医杂志，2005，27（11）：45.

[7] 朱世瑞，许玉珉，汤银芳，等.马云枝教授运用地黄饮子治疗血管性痴呆经验［J］.中医研究，2020，33（11）：32-34.

附：血管性认知障碍

血管性认知障碍是指因为脑血管狭窄或者闭塞等导致大脑的血流不足，从而出现的认知功能的衰退。

【临床应用】

1.陈刚等用加味地黄饮子治疗脑小血管病所致认知障碍45例。治疗方法：对照组予阿司匹林，每次1片，每日1次；瑞舒伐他汀，每次10mg，每日1次；胞磷胆碱钠胶囊，每次200mg，每日3次。治疗组在对照组基础上予地黄饮子加味：（生）地黄15g，（炮）附子10g，茯苓20g，巴戟天15g，肉苁蓉15g，地龙9g，远志15g，丹参10g，川芎12g，麦冬15g，山茱萸10g，菟丝子15g，五味子15g，石斛9g，甘草3g。每日2次分服。治疗结果：加味地黄饮子能有效减轻脑小血管病所致认知障碍患者的临床症状，改善患者认知功能。

2.张军强等用地黄饮子联合低频重复经颅磁刺激治疗血管性痴呆患者认知功能障碍32例。治疗方法：对照组予低频重复经颅磁刺激，频率为10Hz，每日予3000个脉冲刺激，治疗5天停2天。治疗组在对照组基础上予地黄饮子加减：生地黄汁30ml，芦根15g，生麦冬（去心）25g，人参15g，白蜜15ml，橘皮10g，生姜15g。早晚2次分服。治疗结果：治疗组明显优于对照组（$P < 0.05$）。

3.张尚鑫等用加味地黄饮子治疗脑小血管病所致认知功能障碍30例。治疗方法：两组均予基础治疗。对照组予奥拉西坦胶囊，每粒0.4g，每次2粒，每日2次。治疗组在对照组基础上予加味地黄饮子：熟地黄30g，山茱萸15g，麦冬15g，石斛15g，肉苁蓉15g，巴戟天15g，石菖蒲12g，远志6g，当归10g。每日2次分服。治疗结果：对照组显效8例，有效15例，无效7例，总有效率76.7%；治疗组显效11例，有效16例，无效3例，总有效率90%。

4. 陈亮等选取80例高血压脑出血后认知功能障碍患者进行研究。方法：将其随机分为对照组（40例，吡拉西坦+常规治疗）和观察组（40例，地黄饮子+吡拉西坦+常规治疗）。两组患者均于治疗3周后进行评估，比较两组的治疗效果。地黄饮子制剂：熟地黄15g，巴戟天、山茱萸、石斛、肉苁蓉、附子、茯苓、石菖蒲、远志、麦冬各12g，官桂、五味子各9g，甘草6g；痰多加半夏12g，脾虚加党参12g。每次1包，每日2次，温水冲服，连续治疗3周。治疗结果：观察组治愈10例，显效20例，有效7例，无效3例，总有效率92.50%；对照组治愈4例，显效14例，有效12例，无效10例，总有效率75.00%。观察组的治疗总有效率高于对照组（$P < 0.05$）。

5. 刘占国等选取非痴呆型血管性认知功能障碍肾虚痰阻证患者80例进行研究。治疗方法：2组均予西医常规疗法治疗。对照组在常规疗法基础上予尼莫地平片，每次30mg，每日3次，口服。治疗组在对照组基础上予加味地黄饮子，每日1剂，每日2次，口服。2组均以1个月为1个疗程，连续治疗3个疗程，评价2组临床疗效。加味地黄饮子组成：生地黄9g，熟地黄9g，酒萸肉9g，麦冬9g，五味子12g，石斛12g，酒苁蓉10g，巴戟天10g，黑顺片（先煎）6g，桂枝9g，石菖蒲10g，益智仁12g，郁金12g，茯苓12g，制远志12g，木香12g，天麻10g。治疗结果：治疗组总有效率为75%（30/40），对照组为5%（2/40），2组比较，差异有统计学意义（$P < 0.05$）。

【参考文献】

[1] 陈刚，周海娟，符文雄，等.加味地黄饮子治疗脑小血管病所致认知障碍患者的临床疗效及其对神经功能、炎性反应、氧化应激的影响 [J]. 实用心脑肺血管病杂志，2019，27（6）：78-81.

[2] 张军强，王晓明.地黄饮子联合低频重复经颅磁刺激治疗血管性痴呆患者认知功能障碍临床观察 [J]. 光明中医，2019，34（16）：2540-2542.

[3] 张尚鑫，毕家香，周利民.加味地黄饮治疗脑小血管病所致认知功能障碍30例临床观察 [J]. 湖南中医杂志，2019，35（9）：8-10.

［4］陈亮，唐勇，张超，等.地黄饮子联合吡拉西坦治疗高血压脑出血后认知功能障碍的临床效果［J］.临床医学研究与实践，2021，6（32）：137-139.

［5］刘占国，程文静，宋国红，等.加味地黄饮子联合西医常规疗法治疗非痴呆型血管性认知功能障碍肾虚痰阻证临床研究［J］.中国中医药信息杂志，2021，28（10）：116-120.

六、脑萎缩

脑萎缩是指由各种原因导致脑组织本身发生器质性病变而产生萎缩的一种慢性疾病。多种原因均可导致本病发生，主要由脑血管长期慢性缺血引起。常见症状有痴呆、智力减退、性格改变、记忆及行为障碍等。多发生于50岁以上男性，病程可达数年至数十年。

【临床应用】

1.何夏秀等用地黄饮子加减治疗脑萎缩25例。基本处方：熟地黄15~30g，肉苁蓉12g，巴戟天9g，山茱萸9g，石斛9g，麦冬9g，茯苓9g，炮附子6g，肉桂6g，五味子6g，石菖蒲6g，远志6g，薄荷3g，生姜3片，大枣4枚。治疗结果：本组病例显效17例，好转6例，无效2例，总有效率92%。

2.侯树芝用地黄饮子加减治疗脑萎缩36例，疗效满意，并与西药治疗组30例进行对照。治疗组予地黄饮子加减。方药：巴戟天25g，山茱萸12g，石菖蒲12g，熟地黄30g，制何首乌30g，韭菜子25g，白茯苓15g，远志12g，白附子9g，胆南星10g，土鳖虫10g，水蛭6g，沙苑子10g，郁金10g，丹参30g。每日2次分服。对照组予脑复康、都可喜、胞二磷胆碱。治疗结果：治疗组治愈22例，有效12例，无效2例，总有效率94.44%；对照组痊愈11例，有效10例，无效9例，总有效率70%。两组比较，治疗组明显优于对照组（$P < 0.05$）。

【病案举例】

1.患者，男，66岁，初诊时间：1994年4月6日。

现病史：患者渐起眩晕健忘，语言不利，神志呆钝，间发突然昏倒，不省人事，四肢厥冷，肢体震颤，走路不稳3月余，经外院CT检查确诊为脑萎缩、脑梗死，治疗无效而来求治。刻下症：精神萎靡，表情淡漠，呆钝少言，语言謇涩，步履蹒跚，食欲不振，夜尿频多，小便失禁，舌胖质淡苔少，脉沉细无力。

西医诊断：小脑萎缩。

中医诊断：喑痱（肾气亏虚，髓海不足）。

治法：补肾填精，滋养温补。

> 处方：地黄饮子加减。熟地黄12g，茯苓12g，山茱萸12g，麦冬12g，巴戟天12g，肉苁蓉12g，赤芍12g，杜仲10g，锁阳10g，益智仁10g，郁金10g，西洋参（蒸，兑服）10g，山药30g，五味子6g，天台乌药6g，石菖蒲6g，远志6g，薄荷（后下）6g，当归15g，丹参15g，葛根15g。

水煎服，每日1剂。服10剂后西洋参改党参。另用鹿角胶（烊化）10g，龟甲胶（烊化）10g，冲鸡蛋1个，日服1次。守方治疗1个月，病情始见好转，精神、食欲渐佳，小便失禁治愈，昏厥亦未发作。上方加减治疗3月余，诸症改善，生活能自理。

按：脑萎缩为脑的退行性疾病，引起相应的脑功能衰退。本案患者为老年人，年老体衰，精气不足，脑为髓之海，髓为精所生，肾虚精亏，髓海失充，故发眩晕健忘，语言不利，神志呆钝，肢体震颤，走路不稳等。西医诊断为脑萎缩，中医辨证为肾气亏虚，髓海不足。病变虽在脑，但其根源则在肾。治疗当以补肾为主，宜阴阳并调。方选地黄饮子，为阴阳两补之方，益精填髓，补益虚损，再随症加减，肝肾同补，故可达到良好的治疗效果

2.患者，女，57岁，初诊时间：2010年4月8日。

主诉：家属代诉：步态不稳伴口齿不清半年。

现病史：患者半年前无明显诱因逐渐出现步态不稳，向左侧倾倒，左手活动欠灵活，并伴有口齿不清，饮水时偶有呛咳。平素怕冷畏风、多汗，饮食一般，睡眠较差，二便尚调。近期性格改变，烦躁易怒。

体格检查：神志清，精神不佳，面红，足冷，舌淡红，苔黄腻，脉沉弦微数。眼震（-），软腭上抬受限，左侧明显，悬雍垂偏左，咽反射消失。其他脑神经检查无异常。四肢肌力、肌张力正常，无肌肉萎缩及肌束震颤，无不自主运动。指鼻试验（+），跟膝胫试验（+），左侧更明显，Romberg征（+）。双侧肱二头肌腱反射活跃，双侧Hoffman征（+），双侧Babinski征（-）。脑膜刺激征（-）。

辅助检查：脑干诱发电位，各波分化良好，PL、IPL正常范围，重

复性尚可。MRI示左侧小脑半球小片软化印象：左侧小脑多发脑萎缩。

西医诊断：小脑萎缩。

中医诊断：喑痱（肝阴不足，肾阳虚衰）。

治法：滋阴疏肝，温阳开窍。

处方：地黄饮子化裁。熟地黄20g，巴戟天20g，山茱萸10g，紫河车20g，鹿角胶10g，鳖甲（先煎）15g，墨旱莲30g，柴胡15g，枳壳12g，石斛15g，肉苁蓉20g，五味子12g，白茯苓15g，麦冬20g，石菖蒲15g，远志12g。

上药每日1剂，以生姜3片，大枣5枚为引，取清水适量，用砂锅煎煮3~4次，共取药汁800ml，每次取150~200ml，温服，每日3次。服用1个月后畏风、睡眠差症状得到改善，继服20剂，烦躁易怒症状消失，情绪和缓，饮水呛咳较少发生。上方去柴胡、枳壳，继服3个月，口齿不清好转，能清楚表达。服药1年后步态不稳症状得到控制。

按：本案患者为中老年人，本气虚体弱，后无明显诱因逐渐出现步态不稳，向左侧倾倒，左手活动欠灵活，并伴有口齿不清，饮水时偶有呛咳等症状。西医诊断为小脑萎缩。患者平素怕冷畏风、多汗，饮食一般，睡眠较差，近期性格改变，烦躁易怒。中医辨证为肝阴不足，肾阳虚衰。肾阴虚者，治宜壮水之主，以制阳光；肾火衰者，治宜益火之源，以消阴翳；肾损及肝，肝肾阴虚，肝阳上亢，应滋阴敛液。方选地黄饮子加减。全方共奏温补肾阳、补益肝肾、益气养血、益精填髓、祛痰化浊、益智开窍之功。

【参考文献】

［1］何夏秀，龙德时.地黄饮子加减治疗脑萎缩25例［J］.实用中医内科杂志，1999，13（4）：10.

［2］侯树芝.地黄饮子加减治疗脑萎缩36例体会［J］.江西中医药，2003，34（244）：34-35.

［3］李凌云.地黄饮子在老年脑病中的临床应用［J］.中国民间疗法，2010，18（6）：33.

［4］董跃辉，孟闯.官洪涛教授用地黄饮子治疗小脑萎缩2例［J］.2012，20（1）：14-15.

七、阿尔茨海默病

阿尔茨海默病是发生于老年和老年前期，以进行性认知功能障碍和行为损害为特征的中枢神经系统退行性病变。临床表现为记忆障碍、失语、失用、失认、视空间能力损害、抽象思维和计算能力损害、人格和行为改变等。目前可通过药物治疗改善，尚不能治愈。本病相当于中医学的健忘、呆病等。

【临床应用】

1.姚爱娜等用地黄饮子配合针刺百会穴治疗阿尔茨海默病24例。治疗方法：治疗组予地黄饮子。基本处方：熟地黄30g，巴戟天20g，山茱萸15g，石斛15g，肉苁蓉15g，制附子10g，肉桂6g，五味子6g，茯苓15g，麦冬15g，石菖蒲15g，远志12g，薄荷6g，生姜3片，大枣3枚。早晚2次分服。同时针刺百会穴，每日1次。对照组口服盐酸多奈哌齐片，每次5mg，每日1次。治疗结果：治疗30天后，治疗组总有效率91.7%；对照组总有效率50.0%。治疗60天后，治疗组总有效率95.8%；对照组总有效率71.8%。

2.汪庆华用地黄饮子治疗老年性痴呆38例，疗效满意，并与西药治疗组38例进行对照。治疗组予地黄饮子：干地黄15g，山茱萸15g，茯苓15g，石斛12g，肉苁蓉12g，麦冬10g，巴戟天10g，炮附子8g，石菖蒲8g，远志6g，五味子5g，薄荷5g，生姜4g，大枣4枚。对照组常规口服多奈哌齐片，每次5mg，每日1次。两组均治疗1个月。治疗结果：治疗组总有效率94.74%，对照组总有效率78.95%。两组比较，治疗组明显优于对照组（$P < 0.05$）。

3.张丽等用地黄饮子治疗老年性痴呆30例。治疗方法：治疗组予地黄饮子复方颗粒剂：远志15g，石菖蒲15g，熟地黄15g，山茱萸15g，麦冬15g，五味子6g，石斛12g，肉苁蓉15g，巴戟天15g，熟附子9g，肉桂3g，茯苓15g，生姜6g，大枣10g，薄荷6g。每日2次分服。对照组口服盐酸多奈哌齐片，每次5mg，每日1次。两组均以3个月为1个疗程。治疗结果：地黄饮子能改善轻、中度阿尔茨海默病患者的日常生活能力及认知功能。

4.张娜等用地黄饮子治疗老年性痴呆25例。治疗方法：治疗组予地黄饮子加减（药味加减不超过3味且君药不可减去）。对照组予安理申

（盐酸多奈哌齐），每次10mg，每日1次。两组治疗周期均为3个月，期间治疗合并疾病的药物（如抗血小板聚集药物，抗凝药物，降压、降糖药等）继服。治疗结果：地黄饮子能够明显地提高轻度阿尔茨海默病患者的回忆能力、语言能力、计算力、视空间与执行功能、注意力、抽象思维能力。

【病案举例】

患者，男，72岁，初诊时间：2004年2月16日。

现病史：其妻代诉：患者1年前因前列腺增生尿潴留反复发作而行前列腺切除术，术后渐见表情淡漠，反应迟钝，健忘，自觉头脑昏愦不清，腰腿酸软无力，颈项困痛，眩晕。近半年来，患者时而忧郁不语，时而烦躁不安，食不知饥饱，眠不能按时，甚而有时举止失态，不避臭秽，缺乏羞耻感，二便不能自理，故来就诊。

既往史：颈椎病、前列腺增生。

体格检查：患者形体消瘦，面色不华，表情淡漠，步履蹒跚，需家人扶持方能行走，沉默寡语，答话尚切题，但似有惧怯意。舌黯淡瘦小，苔薄白，脉沉细。

辅助检查：颈椎X线片示：颈椎病；CT示：脑皮质弥漫性萎缩。

西医诊断：老年性痴呆；颈椎病。

中医诊断：痴呆（脾肾两虚，痰瘀阻窍）。

治法：补脾益肾，化痰祛瘀。

> **处方**：地黄饮子加减。熟地黄12g，山茱萸8g，石斛8g，麦冬8g，五味子8g，石菖蒲10g，远志8g，茯苓10g，肉苁蓉8g，巴戟天8g，丹参15g，葛根10g，川牛膝10g，桂枝7g，龟甲胶6g，鹿角胶6g，川芎10g，法半夏10g，郁金10g，白芥子6g，龙骨15g，牡蛎15g，甘草6g，生姜6g，大枣6g。

水煎服，每日1剂。

二诊：服药20剂后，患者表情反应较前生动灵活，时或主动叙述病情。其家属诉：患者举止失态发作减少，便意可示家人，情绪亦较前稳定。脉舌同前。原方继服。

三诊：上方服用3个月，患者面色红润，表情生动，问答切题，但与人交谈仍有惧怯意。家属诉：患者举止失态偶有发作，食眠如常，仍健忘，时有二便失禁，眩晕、颈项困痛明显减轻。舌仍黯淡瘦小，脉沉弦。原方加水蛭等活血通络之品水泛为丸，每服6g，日服2次，缓图巩固。

随访5年，患者停服其他药物，每年冬季服上药丸2个月，至今没有新发认知障碍，生活质量较前有了明显提高。

按：本案患者为老年人，年老体衰，精气亏损，髓海失养，导致表情淡漠，反应迟钝，健忘，自觉头脑昏懵不清，腰腿酸软无力等症状，为痴呆的典型表现。痴呆多因肾中精气不足，髓海空虚，气血失养，或气、火、痰、瘀诸邪阻窍所致。老年之人，易为五志七情所伤，气郁于内，久则损及元神。脾虚生化不足，后天之精难以充养先天之精，肾精不足，髓不得充，则脑髓不充，元神失养。本方药物中，熟地黄、山茱萸、巴戟天、肉苁蓉滋肾阴、补肾阳，桂枝温通心脉，石斛、麦冬益胃阴，石菖蒲、远志、茯苓、五味子兼顾开窍豁痰、养心安神之功。少用姜、枣和其营卫。标本兼治，共奏补肾益精填髓、健脾益气，开窍化痰、活血化瘀之效。

【参考文献】

［1］贾建平，陈生弟.神经病学［M］. 北京：人民卫生出版社，2018.

［2］林昭庚.中西医病名对照大辞典［M］. 北京：人民卫生出版社，2002.

［3］姚爱娜，王轩，董联玲，等.地黄饮子配合针刺百会穴治疗阿尔茨海默病疗效观察［J］. 世界中西医结合杂志，2016，11（5）：667-670.

［4］汪庆华.地黄饮子治疗老年性痴呆症的临床效果分析［J］. 中医中药，2017，34（12）：177-179.

［5］张丽，汪园园，周静波，等.地黄饮子干预阿尔茨海默病患者的疗效观察及作用机制探讨［J］. 中华中医药杂志，2018，33（11）：4948-4952.

［6］张娜，王乐，马涛，等.地黄饮子对轻度阿尔茨海默病患者认知功能的影响［J］. 中国医药导报，2019，16（35）：69-72.

［7］石志霄.石恒录应用地黄饮子治疗老年病验案3则［J］. 中国中医药信息杂志，2011，18（7）：94-95.

八、帕金森病

帕金森病，又名震颤麻痹，是一种常见于中老年的神经系统变性疾病，临床上以静止性震颤、运动迟缓、肌强直和姿势平衡障碍为主要特征。其病因尚未完全明了，呈隐袭性发病，患病率随年龄增加而升高，男性稍高于女性。本病相当于中医学的颤证、颤振。

【临床应用】

1.王妮娜用地黄饮子合芍药甘草汤治疗帕金森病40例。治疗方法：对照组予美多芭，起始剂量为62.5mg，每日2次，后逐渐加量至每日250~750mg，分2~4次服。治疗组在对照组基础上予地黄饮子加减：熟地黄15g，山茱萸15g，肉苁蓉15g，石菖蒲15g，麦冬10g，远志10g，五味子10g，巴戟天10g，炮附子9g，肉桂6g，薄荷6g，芍药30g，甘草12g。治疗结果：治疗组总有效率为87.5%，对照组总有效率为72.5%。两组比较，治疗组明显优于对照组（$P<0.05$）。

2.宋书婷等用地黄饮子治疗阴阳两虚型帕金森病30例。治疗方法：对照组予多巴丝肼，起始剂量为0.0625g，每日2次，后逐渐加量至每日0.25g，最大剂量不超过0.75g，每日3次。治疗组在对照组基础上予地黄饮子加减：肉苁蓉15g，山茱萸15g，熟地黄15g，石斛15g，官桂15g，石菖蒲15g，远志15g，麦冬15g，茯苓10g，巴戟天10g，五味子10g，附子6g。治疗结果：对照组总有效率为66.7%，治疗组总有效率为86.7%。两组比较，治疗组明显优于对照组（$P<0.05$）。

3.刘兴安等用地黄饮子联合针刺治疗帕金森病30例。治疗方法：对照组予左旋多巴，每次0.25g，每日3次。针刺选取头维、百会、哑门、四神聪、颊车、迎香、环跳、委中、足三里。治疗组在对照组的基础上应用地黄饮子加减：干地黄30g，巴戟天30g，山茱萸30g，肉苁蓉30g，石斛10g，炮附片5g，五味子10g，肉桂10g，白茯苓10g，麦冬10g，石菖蒲10g，远志10g，生姜10g，大枣10g，薄荷10g。每日2次分服。治疗结果：治疗组中医疗效评分、帕金森运动功能评分均优于对照组（$P<0.05$）。应用地黄饮子联合针刺治疗可以改善患者运动功能，改善患者中医证候情况，提高患者生存质量。

4.朱斌等选取82例帕金森病患者进行研究。方法：对照组给予左旋多巴片与认知康复治疗，观察组在对照组基础上给予地黄饮子，均连续治疗8周，比较两组的治疗效果。地黄饮子处方：熟地黄、巴戟天、石斛、肉苁蓉、茯苓、麦冬、大枣各10g，山茱萸、附子、五味子、肉桂、石菖蒲、远志各6g，生姜3g。每日1剂，早晚分服。治疗结果：观察组总有效率为82.93%，高于对照组的58.54%（$P<0.05$）。

5.张臻年等选取68例帕金森病步态障碍患者进行研究。治疗方法：

所有患者入院后均给予基础治疗：常规抗帕金森病药物治疗，包括多巴胺受体激动剂、左旋多巴等。对照组在此基础上给予重复经颅磁刺激治疗，研究组在对照组治疗基础上给予加减地黄饮子治疗。地黄饮子处方：熟地黄12g，山茱萸12g，肉苁蓉12g，当归12g，天冬12g，白芍12g，巴戟天9g。每日1剂，分早晚2次服。两组均连续治疗1个月。治疗结果：治疗后研究组总有效率为97.06%（33/34），对照组总有效率为76.47%（26/34），两组比较，差异有统计学意义（$P < 0.05$）。

6.张秀琳等以68例帕金森病患者为研究对象。方法：按随机数字表法分为对照组34例，给予抗帕金森病西药治疗，治疗组34例，在对照组治疗的基础上给予加减地黄饮子治疗，观察两组临床疗效。组方：熟地黄、山茱萸、肉苁蓉、当归、天冬、白芍各12g，巴戟天9g。水煎服，早晚分服。两组均连续服药1个月。治疗结果：治疗后，治疗组总有效率（94.12%）高于对照组（73.53%），差异有统计学意义（$P < 0.05$）。

7.张秀琳等共选取40例帕金森病患者进行研究。治疗方法：对照组20例，按照中国帕金森病治疗指南用药。治疗组20例，在对照组基础上联合加减地黄饮子治疗。两组均治疗12周。加减地黄饮子组方：熟地黄12g，巴戟天12g，山茱萸9g，肉苁蓉12g，当归12g，天冬12g，白芍12g。每日1剂，水煎取汁200~300ml，早晚分2次服用。治疗结果：治疗3个月时，治疗组治疗效果明显优于对照组（$P < 0.05$）。

【病案举例】

1.唐某，男，71岁。

现病史：患帕金森病3年，就诊时口服美多巴，每次125mg，每日3次。临床症状有轻微头摇手抖（尤其出现于下次服药前1小时）、头晕沉不适、双下肢酸困乏力、便秘、不寐、脾气暴躁。考虑为剂末现象，建议美多巴增至每日4次，每次125mg或者增加多巴胺受体激动剂。考虑到增量后的副作用、经济问题以及该病的长期治疗用药原则，患者要求原量基础上配合应用中医药进行治疗。

中医四诊：望诊：形体肥胖，面色红润，油脂敷面，表情呆板，头摇手颤，步履缓慢，转侧不利，口角流涎，舌质淡红，舌体胖大，苔白腻而干。问诊：平素怕热又怕冷，汗出较多，口干但不多饮，头晕沉不适，行走如踩棉花一般，记忆力差，脾气急躁，心情低落，大便无力排出且干结，约5日一行，小便滴沥且夜尿频数，眠差，夜间易醒。闻诊：声音低沉且断续不连贯。切诊：脉沉弦细。

西医诊断：帕金森病。

中医诊断：颤证（肾虚）。

治法：补肾填精，开窍化痰。

> **处方**：熟地黄15g，巴戟天9g，山茱萸12g，肉苁蓉12g，炮附子6g，五味子10g，肉桂（冲）0.5g，茯苓12g，麦冬12g，石菖蒲15g，远志12g，薄荷（后下）6g，生姜5片，大枣3枚。

7剂，每日1剂，水煎分2次温服。

二诊：患者头晕稍好转，汗出减少，大便仍感干结，3日一行，口干如前，眠仍差，口角流涎及夜尿频数均减轻，余症状变化不明显。上方山茱萸改为30g，肉苁蓉改为30g，继服14剂。

三诊：患者头摇手颤、步履缓慢有轻微减轻，头晕症状基本消失，汗出、口干、夜尿频及大便均有改善，并且患者心情较前好转。效不更方，做成水丸，每次6g，每日3次，口服3个月。

四诊：患者头摇手颤、步履缓慢均明显减轻，活动较前灵活，自诉记忆力较前好转，情绪稳定，二便、睡眠、出汗、流涎均明显好转。

按：患者为老年男性，久病不愈，故精血耗伤，气血不足，筋脉失养，可见头摇手颤，步履缓慢，转侧不利；气血等营养物质不能上充于脑，髓失所养，则头晕沉不适，行走如踩棉花一般；久病失养，思虑过度，耗伤心神，故心脾受损，气虚血少，可见记忆力差，脾气急躁，心情低落，眠差，夜间易醒；形体肥胖，嗜食膏粱厚味，易损伤脾胃，聚湿生痰，痰浊阻滞则汗出较多，口干但不多饮。为寒热错杂，虚实夹杂之证。中医诊断为肾虚型颤证，故治宜补肾填精，开窍化痰。地黄饮子有阴阳并补，化痰开窍之功，故选用地黄饮子加减。方用熟地黄、山茱萸滋补肾阴；肉苁蓉、巴戟天温壮肾阳；附子、肉桂温养下元，引火归原；麦冬、五味子滋养肺肾，金水相生，壮水以济火；石菖蒲、远志、茯苓开窍化痰，交通心肾；薄荷清利头目，疏肝行气；姜、枣和中调药。本方标本兼顾，平补阴阳，开窍化痰，药证相符，病证可解。

2.刘某，女，56岁，初诊时间：2014年4月16日。

现病史：患者双上肢不自主抖动、动作迟缓半年余，伴言语缓慢、声音低微，手足、腰背发凉，排便、排尿无力，夜尿5~6次，大便秘结难解，失眠多梦，口干。此前外院诊断为"帕金森病"，予"多巴丝肼、苯海索、金刚烷胺"口服药物治疗后，抖动、动作迟缓等症状减轻，生活尚能自理，其他症状缓解不明显。就诊时症见头摇肢颤，肢体拘急僵硬，屈伸不利，神疲气短，腰寒肢冷，寐而不安，尿便无力，舌红苔少乏津，脉细软。

西医诊断：帕金森病。

中医诊断：颤证（阴阳两虚）。

治法：滋肾阴，补肾阳，开窍化痰。

> **处方：** 熟地黄15g，山茱萸15g，肉苁蓉15g，巴戟天10g，附子6g，肉桂心15g，西枫斗15g，寸麦冬15g，五味子10g，石菖蒲15g，苦远志15g，云茯苓10g，生姜3g，大枣2枚。

7剂，每日1剂，水煎服。

二诊（2014年4月22日）：患者自诉神疲气短、夜尿频多症状减轻，口干而不欲饮，夜寐难安，盗汗多梦，其他症状无明显变化。舌红苔少乏津，脉细软。原方加生地黄15g，山茱萸、肉苁蓉两味加量至20g，继服7剂，煎服法同上。

三诊（2014年4月29日）：患者头摇肢颤、肢体拘急僵硬、屈伸不利稍减轻，神疲气短、腰寒肢冷、盗汗多梦改善明显，寐安，夜尿3~4次，大便难解，舌质偏红少苔，脉细。原方加制何首乌10g、全当归10g，继续服用7剂。

四诊（2014年5月6日）：患者头摇肢颤、肢体拘急僵硬、屈伸不利等症状减轻，日常行动较前灵活，气短、腰寒肢冷明显改善，夜寐安，夜尿3~4次，大便每2天解1次，舌质偏红苔薄，脉细。效不更方，原方继服7剂。

按：本案患者西医诊断为帕金森病，且患者为中老年女性，本正气不足，又因病程较长，久病耗伤机体气血，故以虚为主。就诊时见头摇肢颤，肢体拘急僵硬，屈伸不利，神疲气短，腰寒肢冷，寐而不安等，故中医诊断为阴阳两虚之颤证。地黄饮子阴阳并补，益精填髓，故方选地黄饮子加减。方中熟地黄补血养阴，填精益髓；山茱萸补益肝肾，收敛固涩，温而不燥，补而不峻；肉苁蓉补肾助阳，润肠通便；巴戟天补肾助阳，强筋骨，祛风湿；附子可上助心阳，中温脾阳，下补肾阳；肉桂心补火助阳,散寒止痛,温经通脉,引火归原;西枫斗养胃阴,滋肾阴;麦冬滋养肺胃之阴;五味子益气生津,补肾宁心;石菖蒲、远志、茯苓开窍化痰,交通心肾;生姜、大枣调和诸药。本方阴阳并补,上下同治,水火既济,补虚强骨,具有很好的治疗效果。

【参考文献】

[1]贾建平,陈生弟.神经病学[M].北京:人民卫生出版社,2018.

[2]林昭庚.中西医病名对照大辞典[M].北京:人民卫生出版社,2002.

[3]王妮娜.地黄饮子合芍药甘草汤治疗帕金森病疗效观察[J].山西中医,2018,34(2):11-12.

[4]宋书婷,韩辉,马斌,等.地黄饮子治疗阴阳两虚型帕金森病临床疗效观察[J].世界最新医学信息文摘,2019,19(16):155-156.

[5]刘兴安,赵霞.地黄饮子联合针刺治疗帕金森临床观察[J].中国中医药现代远程教育,2019,17(14):54-55.

[6]朱斌,王策,徐青青.地黄饮子联合认知康复治疗帕金森病轻度认知障碍临床研究[J].新中医,2021,53(17):38-41.

[7]张臻年,惠振,王苏雷,等.加减地黄饮子联合重复经颅磁刺激治疗帕金森病步态障碍患者的临床观察[J].世界中西医结合杂志,2021,16(6):981-985,989.

[8]张秀琳,惠振,王苏雷,等.加减地黄饮子治疗帕金森病疼痛临床研究[J].陕西中医,2021,42(5):620-624.

[9]张秀琳.加减地黄饮子对帕金森病运动及非运动症状的影响[D].南京:南京中医药大学,2021.

[10]杨海燕,李燕梅.地黄饮子治疗帕金森病的机理与临床探讨[J].中医学报,2011,26(3):350-351.

[11]许金波,韩辉,吕丹丽,韩明向运用地黄饮子治疗帕金森病经验[J].广州中医药大学学报,2017,34(5):758-760.

九、多系统萎缩

多系统萎缩是一组成年期发病、散发性的神经系统变性疾病。临床表现为不同程度的自主神经功能障碍、对左旋多巴类药物反应不良的帕金森综合征、小脑共济失调和锥体束征等症状。病因尚不明确,多与基因和环境因素有关。

【病案举例】

陈某,男,65岁。

主诉：站立时头晕2年，伴行走不稳1年。

现病史：患者于2年前无明显诱因出现站立时头晕，尚可忍受，随后偶出现晕厥，约10分钟后可清醒，不伴有肢体抽搐等症状。约1年前出现行走不稳，轻度吞咽困难，呈吟诗样语言，纳少，眠可，二便调，舌淡红，苔白略黄，脉沉细。

体格检查：卧位时血压140/95mmHg，立位时血压100/60mmHg，余未见明显异常。神经系统查体示：神志清，精神一般，高级智能记忆力、计算力、定向力正常，颅神经检查（-），吟诗性语言，咽反射迟钝，双眼可见轻度水平性眼震，呈宽基底步态，四肢肌力、肌张力正常，双侧指鼻试验欠稳准，跟膝胫试验阳性，闭目难立征阳性，双侧腱反射活跃，巴宾斯基征（+），感觉系统检查未见异常。

辅助检查：头颅MRI示：脑干、小脑萎缩。

西医诊断：多系统萎缩。

中医诊断：痿病（肝肾亏损，阴阳两虚）。

治法：滋补肝肾，阴阳并补。

> **处方**：地黄饮子加减。熟地黄15g，巴戟天10g，山茱萸15g，石斛10g，肉苁蓉15g，五味子12g，肉桂10g，茯苓15g，麦冬12g，制附子5g，石菖蒲12g，远志12g，薄荷6g，黄芪15g，白术10g，焦三仙各10g，生姜3片，大枣5枚。

患者服药后自觉症状改善，疗效显著。

按：多系统萎缩是一组成年期发病、散发性的神经系统变性疾病。该患者诊断为多系统萎缩，且为中老年人，故可辨以虚证为主。《内经》曰："劳则温之，损则益之，虚则补之。"脑为元神之府，髓上充于脑，髓充则神全，大脑得养，神全则气行，气行则有生机、感觉和运动，故多系统萎缩的病因主要为肾虚不能充养脑髓。治疗应标本兼治，阴阳并补，补气生血，益精填髓，补益虚损。地黄饮子为阴阳并补，补益虚损的要方，故选地黄饮子加减治疗。

【参考文献】

［1］贾建平，陈生弟.神经病学［M］.北京：人民卫生出版社，2018.

［2］王学凯.王新志教授应用地黄饮子治疗多系统萎缩的临床经验［J］.光明中医，2013，28（4）：670，677.

十、脊髓延髓性肌萎缩

脊髓延髓性肌萎缩又称肯尼迪病，是一种罕见的X连锁隐性遗传运动神经元变性疾病，其特征是进行性肌无力。脊髓延髓性肌萎缩以30~50岁男性多见，临床表现为缓慢进展的肢体近端肌无力、肌萎缩，可伴手部震颤、肌肉痉挛、吞咽困难、构音障碍、内分泌改变等，最终致轮椅生活。

【病案举例】

1.朱某，男，62岁。

主诉：四肢乏力、肌肉萎缩12年余，言语欠清8年。

现病史：患者12年前无明显诱因出现四肢乏力，肌肉萎缩，双上肢震颤，持物不稳，于当地医院诊断为帕金森病，予多巴丝肼片等药物治疗，服药后的第1~2年间双上肢震颤稍缓解，但服药第3年后四肢乏力反而加重。2012年逐渐出现步态不稳，言语欠清，吞咽困难，双上肢震颤加重，四肢肌肉跳动，于南方医科大学附属珠江医院查肌酸激酶2200U/L，乳酸脱氢酶467U/L，肌酸激酶同工酶62U/L，天门冬氨酸氨基转移酶201U/L，肌电图提示神经源性损伤，考虑运动神经元病，予利鲁唑胶囊，后症状反复。2017年3月于中山大学第一附属医院就诊，外送北京迈基诺基因科技股份有限公司行基因检测示AR基因第一外显子中CAG重复序列数为43，属于全突变范围，符合脊髓延髓性肌萎缩的基因突变特征，诊断为脊髓延髓性肌萎缩，予左卡尼汀口服液、丁苯肽软胶囊等药后四肢乏力未见改善。2018年7月于广州中医药大学第一附属医院门诊就诊，服用中药后四肢乏力、口干、打鼾疲倦嗜睡等症状明显改善，后规律服用中药调理，现为进一步治疗来我院门诊。刻下症：双上肢震颤，言语欠清，左上肢肌肉跳动，偶有吞咽困难，四肢乏力，平地行走尚可，跑步及上下楼梯困难。

体格检查：构音欠清，舌肌严重萎缩及震颤，颈肌无力，双下肢肌力4级，双上肢肌力5级，双侧腱反射对称（＋）。舌质淡，舌苔稍白腻，脉沉细。

西医诊断：脊髓延髓性肌萎缩。

中医诊断：痿病（脾肾亏虚）。

治法：补脾益肾。

> **处方：** 黄芪60g，五指毛桃60g，党参30g，生地黄20g，熟地黄20g，酒苁蓉15g，制何首乌20g，鹿角霜30g，白术15g，茯苓20g，千斤拔30g，牛大力30g，杜仲10g，甘草6g，大枣15g，牛膝15g，防风15g。

共7剂，每2日服用1剂，水煎至150ml，每日1次，饭后温服。

二诊（2018年9月3日）： 患者诉四肢肌力正常，可正常上下楼梯，构音较前清晰，肢体震颤较前改善，但怕冷，夜尿频数，四肢不温。查体：舌肌萎缩、面肌轻度萎缩，舌质淡，舌体胖大，边有齿痕，脉沉细。复查肌酸激酶最低下降至574U/L，因患者肢体震颤减轻，故上方去防风，因肌肉萎缩，故加紫河车15g，阳虚症状明显，故加淫羊藿15g，巴戟天15g，仙茅10g，共10剂，煎服法同前。

三诊（2018年11月15日）： 患者诉畏寒怕冷、四肢不温较前好转，四肢乏力，行走需搀扶，构音欠清，胃纳差，大便溏稀，肢体震颤未见加重。舌质淡，苔薄白，脉沉细。因患者阳虚症状改善，故去淫羊藿、仙茅等温肾助阳药，因四肢乏力加重，黄芪、五指毛桃各加至120g，针对纳差、便溏症候，加谷芽、山药各30g，桑螵蛸10g，共10剂，煎服法同前。

四诊（2019年4月6日）： 患者诉反复服用上方巩固，服药期间胃纳较前改善，大便正常，四肢乏力好转，肢体轻度震颤。舌质淡，苔薄白，脉细。遂于前方去牛大力、谷芽，加巴戟天15g，菟丝子10g，予10剂继续服用。

2020年10月电话随访患者，患者每日坚持服用中药，服药期间病情稳定，可正常从事日常活动，遂嘱咐并指导患者继续以上述中药加减服用。

按： 该患者诊为脊髓延髓性肌萎缩，属中医学痿病范畴，症见四肢乏力，肌肉萎缩，双上肢震颤，持物不稳，舌淡苔白腻，脉沉细，辨为脾肾不足，气血化生无源，肌肉失充而发为本病，方选补中益气汤合地黄饮子加减。

2.李某，男，56岁。

主诉： 全身肌肉跳动20余年，四肢无力5年余。

现病史： 患者20余年前无明显诱因出现全身肌肉间断不自主跳动，

面部、四肢、腹部、背部肌肉均有累及，持续数秒至1分钟后可自行消失，伴有双手不自主抖动，休息时消失，无肌肉疼痛及萎缩，未予重视及诊疗。5年前无明显诱因出现四肢无力，双上肢持物上举时费力，蹲下、起立困难，行走约1h后乏力明显，自觉握力尚正常，伴腰部发困，偶有饮水呛咳，上述症状活动后加重，休息后减轻，但不能完全恢复正常。无上睑下垂、视物重影，无言语模糊，无四肢乏力、疼痛、感觉异常，不伴有腰背部疼痛、行走踩棉花感等症状，无大小便排便费力感，就诊于当地医院，考虑为"腰椎间盘突出"，治疗不详但效果较差。患者症状逐渐加重，下蹲、起立需双手扶持助力，自觉双下肢变细。2018年5月12日至当地医院行腰椎CT示第3~4腰椎后纵韧带钙化，6月2日行头、双髋关节CT检查未见异常。2018年6月8日于解放军二五二医院行肌电图检查提示广泛神经源性受损。2018年6月28日因行走困难就诊于北京市协和医院门诊，体格检查见双手震颤，四肢腱反射消失，双上肢近端肌力3级，远端5级，病理征阴性，感觉无异常，查抗核抗体谱三项、抗可溶性核抗原抗体均无异常，肌酸激酶451U/L，重复神经刺激可见低频刺激波幅递减现象（双副神经），肌电图示双下肢神经源性损害，予溴吡斯的明片、维生素B$_1$片、甲钴胺片，服用1个月后自觉无明显效果，自行停药。2018年9月因患者觉四肢乏力加重，于北京协和医院就诊，体格检查见发音低沉，右侧鼻唇沟变浅，口角左侧偏斜，右侧软腭上抬差，左侧咽反射迟钝，右侧咽反射存在，舌肌萎缩，可见震颤，双侧冈上肌、冈下肌、肩峰肌群萎缩，余肌肉未见萎缩，双颊、下颌、四肢可见肌束震颤，双上肢近端肌力4级，远端肌力5级，双下肢近端肌力4级，远端肌力5级，双手可见姿势性震颤，运动神经传导速度检查示上下肢周围神经源性损害（感觉纤维），肌电图示上下肢及胸锁乳突肌神经源性损害。请神经免疫科会诊，考虑自身免疫性疾病诊断证据不充分，但结合临床症状表现及肌电图检查，继续考虑脊髓延髓性肌萎缩可能，予调脂稳斑等对症处理后出院。2018年9月28日于北京协和医院就诊，外送基因检测，示AR基因第一外显子内三核苷酸（CAG）重复片段为141个核苷酸长度，CAG重复次数为47次，符合致病突变条件，结合患者基因检测报告，诊断为脊髓延髓性肌萎缩。患者及家属为求进一步中医药治疗，于我院门诊就诊。刻下症：四肢乏力，可平地缓慢行走，上下楼梯正常，四肢可见肌束震颤，舌肌萎缩，可见震颤，双侧冈上肌、冈下肌、肩峰肌群萎缩，余肌肉未见萎缩，构音正常，无吞咽及呼吸困难。舌质淡，苔薄白，脉弦细。

西医诊断： 脊髓延髓性肌萎缩。

中医诊断： 痿病（脾肾亏虚）。

治法： 补脾益肾。

> **处方一：** 黄芪60g，五指毛桃60g，党参30g，生地黄20g，熟地黄20g，酒苁蓉15g，制何首乌20g，鹿角霜30g，白术15g，茯苓20g，千斤拔30g，杜仲10g，甘草6g，大枣15g，牛膝15g，防风10g。
>
> **处方二：** 黄芪60g，五指毛桃60g，党参30g，生地黄20g，熟地黄20g，酒苁蓉15g，制何首乌20g，紫河车10g，白术15g，茯苓20g，千斤拔30g，牛大力30g，杜仲10g，甘草6g，大枣15g，牛膝15g，山药30g。

处方一与处方二各7剂，先服用处方一，再服用处方二，每2日服用1剂，水煎至150ml，每日1次，饭后温服。

二诊： 患者诉服药后行走力量增强，行走距离较前变长，可缓慢上下楼梯，四肢冰凉，无胸闷气短乏力，仍见四肢震颤，肌肉萎缩，胃纳可，二便调，舌质淡，苔薄白，脉弦细。因患者仍有肌肉震颤，故维持处方不变，因患者四肢冰凉，处方二去山药、牛大力，加淫羊藿15g，仙茅10g温肾助阳。

患者坚持服用上述中药，并定期门诊随诊，此后，定期电话随访患者及家属，家属表示服药期间，患者生活质量较前明显提升，病情未见明显加重。

按： 脊髓延髓性肌萎缩患者先天禀赋不足，加之忧思劳累导致脏腑精亏气耗，故疾病早期患者见四肢轻微乏力时以党参、黄芪、熟地黄及甘温补益之药"调理脾胃，培补肝肾，充盈气血"，病至后期，以地黄饮子加减，重用黄芪、五指毛桃、党参、茯苓、白术益气健脾，熟地黄、制何首乌、肉苁蓉、杜仲、牛膝培补肝肾，益精填髓，鹿角霜、紫河车为血肉有情之品，有还本还元之功。

【参考文献】

[1]晏显妮，江其龙，刘小斌.刘小斌教授辨治脊髓延髓性肌萎缩经验[J].湖南中医药大学学报，2021，41（10）：1620–1624.

十一、脊髓空洞症

脊髓空洞症是一种慢性进行性脊髓疾病，病变多位于颈髓，亦可累及延髓，称为延髓空洞症。病因尚未明确，多与先天性发育异常、脑脊液动力学异常、脑脊液循环异常有关。临床表现为节段性分离性感觉障碍、运动障碍和神经营养性障碍等。本病相当于中医学的痿病、痹证。

【病案举例】

1.韩某，男，50岁。

现病史： 1972年发现四肢发热，右手活动不灵活，逐渐延及上肢，痛、温觉迟钝，肌力减退，肌肉萎缩，1973年右下肢也出现肌无力和肌肉萎缩，活动受限。经某医院检查：颅神经（ - ），右上肢肌力明显减退，肌力1级，肌肉萎缩，较对侧细3cm，斜方肌、岗上肌萎缩，右下肢肌肉亦萎缩，右C_1~T_1，左T_2~T_4痛觉丧失，触觉存在，深感觉正常。曾用同位素及神经营养药治疗无效，遂来求治。刻下症：精神不振，全身倦怠乏力，头晕，腰脊酸软，右半身无汗，右侧肢体萎软无力，步态不稳，四肢不温，性欲减退，舌淡，脉沉细无力。

西医诊断： 脊髓空洞症。

中医诊断： 痿病（肝肾亏损，阴阳两虚）。

治法： 滋养肝肾，益精填髓。

> **处方：** 地黄饮子加减。人参6g，鹿角胶（烊冲）9g，熟地黄18g，巴戟天9g，五味子9g，茯苓9g，附子6g，肉桂3g，山茱萸9g，牛膝9g，麦冬9g，肉苁蓉9g，当归9g，桃仁6g，防风9g。

服3剂后，四肢转温，有蚁走感。原方附子加至9g，肉桂加至5g。继服6剂，自觉右侧肢体灵便，右半身微有汗出。守方继服10余剂，自觉四肢有力，步态较稳，上肢可握工具。仍以上方加减继服50余剂，药后病愈。随访10年身体健康。

按： 本案患者诊断为脊髓空洞症，患者见全身倦怠乏力、头晕、腰脊酸软、右侧肢体萎软无力等虚损症状，故从表现可视为肝肾不足，脊髓空虚。肾藏精，主骨生髓，通于脑；肝藏血，调节血量。肝血与肾精相互滋生，精血同源，相互为用。故治以滋养肝肾，益精填髓。方选地黄饮子，滋肾阴补肾阳，益精填髓，使肾精充足，脊髓化生，患者疾病得到有效治疗。

2.患者，女，38岁，初诊时间：2016年8月13日。

现病史：先天性脊髓空洞症、小脑幕切迹疝术后4个月，自感双下肢发沉，僵硬无力，重心不稳，局部温觉、痛觉迟钝，头晕昏沉，口唇自觉寒凉，腰至足跟僵直感，腰背酸软，行走不利，术后焦虑，气短，少寐多梦，便溏，乳腺结节。舌淡胖，苔白腻，脉沉。

西医诊断：先天性脊髓空洞症。

中医诊断：痿病（肝肾不足，精血亏乏）。

治法：培补肝肾，滋阴养血。

处方：二至丸加减。女贞子20g，墨旱莲20g，黄芪30g，茯神15g，灵芝30g，沉香10g，枸杞子30g，白术15g，甘草10g。

14剂，水煎服。

二诊：患者焦虑好转，左上肢麻木，舌暗红，苔薄黄，予补肾益精，滋阴通络，加肉苁蓉30g，鳖甲30g，蜈蚣2条。30剂，水煎服。

三诊：腰腿僵硬，嘱其热敷，舌胖齿痕稍暗，脉沉，脾肾两虚，肾虚为主，宜补益脾肾。

处方：地黄饮子加减。熟地黄20g，肉苁蓉30g，鹿角片20g，鳖甲30g，麦冬10g，黄芪30g，灵芝30g，枸杞子30g，牛膝15g，白术15g，石菖蒲15g，远志5g，茯苓15g，甘草10g。

30剂，水煎服。

四诊：双下肢发沉僵硬较前好转，精细动作改善，仍有重心不稳感。前方加鸡血藤15g。30剂，水煎服。

五诊：诸症较前明显缓解，以补肾养心，健脾通络为治则继续治疗。

按：本案患者为五脏虚损，阴阳俱亏。首诊方选二至丸加减。三诊患者肾虚症状明显，故以地黄饮子随证加减。方中熟地黄滋阴补血，肉苁蓉温补命门之阳，鹿角片乃血肉有情之品，善入肾脉，补肾温阳，鳖甲、枸杞子填精益髓，麦冬养阴生津、滋补肺肾，石菖蒲、远志交通心肾，茯苓宁心安神、醒神开窍、补肾养心，白术健脾燥湿，又柔肝敛阴，牛膝滋补肝肾、逐瘀通经、引血下行，以强筋骨，黄芪大补元气，气足则血行，并助诸药之力。综观全方，遣方用药精准，上下并治，标本兼顾，疗效甚佳。

【参考文献】

［1］贾建平，陈生弟.神经病学［M］.北京：人民卫生出版社，2018.

［2］林昭庚.中西医病名对照大辞典［M］.北京：人民卫生出版社，2002.

［3］田维柱.地黄饮子在治疗脊髓病的应用［J］.1984（7）：31-32.

［4］王金，杨素飞，刘丹，等.陈宝贵教授治疗脊髓空洞症验案举隅［J］.光明中医，2021，36（23）：4056-4058.

十二、肝性脑病

肝性脑病是由严重肝病或门-体静脉分流引起，以代谢紊乱为基础，中枢神经系统功能失调的综合征。常见诱发因素有消化道出血、感染、电解质及酸碱平衡紊乱等。临床表现轻者可仅有轻微的智力减退，严重者出现意识障碍、行为失常和昏迷。

【临床应用】

1.杨华升等用地黄饮子治疗肝性脑病36例。治疗方法：治疗组和对照组均采用常规治疗（乳果糖联合门冬氨酸鸟氨酸）。治疗组在此基础上予地黄饮子加减。原方中熟地黄改为生地黄30g，再加百合20g，并进行辨证加减。治疗结果：治疗组总有效率86.1%，对照组总有效率71.6%。两组比较，治疗组明显优于对照组（$P<0.05$）。

2.李晶滢等用地黄饮子治疗轻微型肝性脑病33例。治疗方法：对照组予乳果糖，剂量每日15~90ml，以软便每日2~3次来调整剂量。治疗组在对照组基础上予地黄饮子。基本处方：熟地黄30g，巴戟天15g，山茱萸15g，肉苁蓉15g，石斛15g，茯苓15g，麦冬15g，天冬15g，石菖蒲15g，远志15g，五味子10g，黑附片10g，桂枝6g。每日2次分服。两组疗程均为14天。治疗结果：治疗组总体疗效优于对照组（$P<0.05$）。

【病案举例】

患者，男，38岁，初诊时间：2017年10月12日。

主诉：肝病史30年，反应迟钝3个月。

现病史：患者30年前诊断为慢性乙型肝炎，未治疗。2017年6月

3日出现上消化道出血。2017年6月20日,行经颈静脉肝内门体静脉分流术。2017年7月患者自觉反应迟钝,对答正确,可正常交流及进行日常生活。

体格检查:神志清,精神可,反应稍迟钝,计算力、定向力正常,扑翼样震颤阴性。数字连接试验(NCT-A):91s;数字符号试验(DSA):21分。舌质淡红,苔薄白,脉弦细。

西医诊断:轻微型肝性脑病。

中医诊断:神昏(肝肾亏虚,痰瘀阻络)。

治法:滋补肝肾,化痰祛瘀。

> **处方**:生地黄30g,熟地黄30g,山茱萸20g,麦冬30g,五味子6g,远志6g,茯苓15g,肉苁蓉30g,肉桂3g,黑附片10g,赤芍15g,白芍15g,巴戟天10g,鸡血藤15g。

14剂,每日1剂,水煎服,每日2次。

二诊(2017年10月26日):患者神志清,精神可,反应正常,NCT-A 71s,DSA 32分,继守上方,每日1次,水煎服,2日1剂,继服3个月。

3个月后随访,NCT-A 65s,DSA 38分,自觉无特殊不适停药。1年后随访,患者无反应迟钝,无显性肝性脑病发生。

按:肾主骨而生髓,髓充于脑而为元神之府,患者久病及肾,故机窍不灵,反应迟钝,治以补肾填精为主,化痰祛瘀为辅,方选地黄饮子加白芍、赤芍养血柔肝,鸡血藤活血通络。全方标本兼顾,上下并调,而以治下治本为主,切中病机,故效如桴鼓,随诊1年无复发,说明已中病本。

【参考文献】

[1]葛均波,徐永健.内科学[M].北京:人民卫生出版社,2013.

[2]杨华升.加减地黄饮子治疗乙型肝炎肝硬化肝性脑病36例[J].环球中医药,2013,6(3):210-212.

[3]李晶滢,李丽.地黄饮子治疗轻微型肝性脑病的临床疗效分析[J].中西医结合肝病杂志,2019,29(1):19-20.

[4]李晶滢,辛喜艳,杨华升.钱英辨治轻微型肝性脑病经验[J].中华中医药杂志,2021,36(7):4022-4024.

十三、肝性脊髓病

肝性脊髓病是由多种肝病引起的颈髓以下脊髓侧索脱髓鞘病变，呈现肢体缓慢进行性对称性痉挛性瘫痪，常伴有肝性脑病的反复发作。病因尚未完全明确，多由门脉性肝硬化引起。临床可分为肝症状期、肝性脑病期和脊髓病期。本病相当于中医学的风痱。

【临床应用】

李晶滢等用地黄饮子联合针灸、西药治疗肝性脊髓病18例。中医治疗：地黄饮子加减，每日1剂，分2次服；针灸取穴：至阳透腰阳关、太冲、中封、蠡沟、膝关、足五里、期门、太溪、大钟，留针15min，每周3次。西医治疗：降血氨、营养神经、保肝及其他对症治疗。治疗结果：患者的肌力、肌张力有明显恢复。

【病案举例】

患者，女，55岁，初诊时间：2013年6月12日。

主诉：肝病史6年，行走困难4个月。

现病史：6年前患者因"贫血"发现肝硬化，5年前确诊自身免疫性肝炎、肝硬化，给予保肝治疗。4个月前因"肝硬化，胸水，腹水，腹腔感染，肝性脑病"住院治疗后好转。当时即有双下肢无力，步态不稳，行走困难，此后坚持限蛋白饮食，服用降血氨药物至今无显效。刻下症：双下肢无力，站立不稳，小便急，大便多在夜间。面色黧黑，神志清楚，肝掌阳性，双下肢僵直，迈步困难，步态不稳，扑击征阴性，踝阵挛阳性。肌力Ⅳ级，肌张力增强。舌质红，无苔，舌下静脉增粗。脉沉细稍数，尺脉无力。

辅助检查：血氨波动于41～207μg/L之间，ALT 23IU/L，AST 46IU/L，TBil 37.6μmol/L，Alb 33.9g/L，Child-Pugh分级B级。

西医诊断：肝性脊髓病。

中医诊断：风痱（肝肾阴阳俱虚，督脉失荣）。

治法：补肝益肾强督，佐以通络。

处方：地黄饮子化裁。熟地黄15g，山茱萸12g，肉苁蓉9g，巴戟天9g，黑附片（先煎）9g，肉桂4.5g，石菖蒲9g，茯苓15g，远志9g，大枣15g，麦冬12g，玄参10g，厚朴9g，桃仁6g，枳实8g，玄明粉10g。

二诊：患者服前方加减1个月，自觉全身体力明显好转，下肢肌力有好转，但仍需家人搀扶。前方加狗脊15g，鹿角镑10g，继服1个月，患者能弃杖行走，不需家人扶持。

按：本案患者中医诊断为风痱，患者为中老年人，本正气不足，又久病体虚以致肾虚，因肾司二便，肾阳虚损，命门火衰，肾阳不能推动气化故而表现为膀胱气化不利，小便急；因督脉统督一身之阳，督脉失荣则夜间大便或五更泄。治疗应以调补肝血、滋养肾阴、强督通阳为主。地黄饮子阴阳双补，为治疗风痱之要方。故选用地黄饮子化裁治疗，患者病症见明显好转。

【参考文献】

［1］李晶滢，勾春燕，李秀惠，等.中西医结合治疗肝性脊髓病18例临床分析［J］.北京医学，2016，38（12）：1298-1300.

［2］勾春燕，钱英，李晶莹，等.钱英教授运用地黄饮子治疗肝性脊髓病经验初探［J］.中西医结合肝病杂志，2014，24（1）：50-51.

十四、精神分裂

精神分裂是一种慢性的、严重的精神障碍，包括个人的感知觉、情感与行为的异常。病因尚不明确，多是遗传、大脑结构、妊娠及后天环境共同作用的结果。本病多发生在青年或壮年时期，病程长，约一半患者因为精神的残疾状态给家庭、社会带来了严重的影响和各种负担。

【临床应用】

周好田等用加味地黄饮子辅助氯氮平治疗精神分裂症（紧张型）30例。治疗方法：对照组予氯氮平片，从小剂量开始逐渐加量，每日最大量450mg。治疗组在对照组基础上予加味地黄饮子合剂。方药组成：附子、石斛、仙茅、茯苓、山茱萸、远志、熟地黄、干姜、肉桂、补骨脂、淫羊藿、石菖蒲。每日3次分服。治疗结果：治疗组疗效优于对照组。

【参考文献】

［1］周好田，张少春，周福勤.加味地黄饮子合剂辅助氯氮平治疗精神分裂症（紧张型）临床观察［J］.中国中医药信息杂志，2006（2）：60-61.

第六节 骨科疾病

一、颈椎病

颈椎病是指颈椎间盘及其附属结构退行性改变，及其继发椎间关节退行性改变刺激或压迫脊髓、神经、血管，造成损害而表现的相应症状和体征。病因不明，多为颈椎骨性或者软组织结构的退行性改变所致。本病各个年龄段均可发生，并易发瘫痪、视力障碍、吞咽障碍。

【临床应用】

1.吴弢等用针灸配合地黄饮子治疗脊髓型颈椎病30例。治疗方法：治疗组予地黄饮子加减：生地黄12g，熟地黄12g，山茱萸12g，巴戟天12g，肉苁蓉12g，石斛12g，当归12g，桂枝9g，附子9g，麦冬9g，茯苓9g，五味子9g，远志9g，黄芩9g，黄芪30g，石菖蒲30g，甘草5g。早晚2次分服。针灸：颈夹脊、足三里（双）、三阴交（双），隔日1次。对照组予芬必得，每次0.3g，TTFD，每次25mg，每日各2次。中药组仅予地黄饮子加减。治疗结果：治疗组和中药组疗效明显优于对照组，且随着疗程增加，其疗效也呈递增趋势。

2.任龙涛等用地黄饮子加减配合针刺治疗脊髓型颈椎病76例。治疗方法：地黄饮子加减。基本处方：熟地黄30~45g，山茱萸15g，巴戟天10g，肉苁蓉10g，淫羊藿10g，鸡血藤15g，茯苓10g，远志10g，石菖蒲10g，麦冬15g，五味子10g，石斛10g，薄荷6g，当归10~15g，地龙10~15g，生姜3片，大枣3枚。针刺：颈夹脊、风池、天柱、肩井；上肢加天宗、肩贞、曲池、手三里、外关、后溪、合谷；下肢加环跳、承扶、风市、委中、阳陵泉、足三里、承山、昆仑。每日1次。同时予维生素B_1片20mg，甲钴胺片0.5mg，每日各3次。治疗结果：治愈4例（5.3%），显效51例（67.1%），好转18例（23.7%），未愈3例（3.9%），总有效率96.1%。

3.马健等选取神经根型颈椎病患者90例进行研究。方法：对照组接受颈椎牵引疗法。治疗组在对照组治疗基础上给予地黄饮子加减内服。两组连续治疗4周后，比较两组的治疗效果。方药组成：熟地黄20g，巴戟天20g，山茱萸25g，肉苁蓉30g，五味子10g，续断15g，川芎15g，丹参20g，生山楂30g。每日1剂，每剂水煎2遍，混匀，分早晚2次温服。治疗结果：对照组总有效率为82.22%，治疗组总有效率为97.77%，治疗组显著高于对照组（$P < 0.05$）。

【病案举例】

1.仝某，男，初诊时间：2004年3月21日。

现病史：患者因劳累后眩晕反复发作1年，眩晕控制后，头脑昏蒙不清，行走不稳，曾运用中西药物治疗，效果不佳。现患者头脑昏蒙不清，行走不稳，颈、肩、背困重麻木，视物昏花，口干，口舌生疮，腰膝酸软，畏寒肢冷，性功能减退，舌红有裂纹，苔黄，脉沉细数。

辅助检查：颈椎X线片示颈椎生理曲度消失，骨质增生，符合颈椎病诊断。

西医诊断：颈椎病。

中医诊断：眩晕（下元虚损，虚阳上浮）。

治法：滋阴补阳，清热开窍。

处方：地黄饮子加减。生熟地黄各20g，巴戟天15g，山茱萸20g，肉苁蓉20g，炮附子15g，五味子20g，肉桂6g，麦冬20g，石斛20g，石菖蒲20g，菊花20g，生石膏20g，远志10g，葛根30g，蜈蚣2条，阳起石20g，天竺黄15g。

水煎服，每日1剂。5剂后，诸证均减，续服10剂，诸证均除。

按：本案患者劳累过度，下元虚损，虚阳上浮。肾主骨，肾精亏损，骨失所养而发为颈椎病。患者头脑昏蒙不清为虚阳浮越，痰浊上蒙清窍所致；视物昏花、口干、口舌生疮为肾损及肝，阴虚火旺所致；腰膝酸软，畏寒肢冷，阳痿早泄为肾阳不足，不能温煦所致。故以地黄饮子进行治疗。方中生熟地黄、山茱萸、麦冬、石斛、五味子滋阴；巴戟天、肉苁蓉温阳；炮附子、肉桂温养真元、引火归原；石菖蒲、远志、天竺黄开窍化痰；菊花、生石膏清肝热；蜈蚣、阳起石通络壮阳；葛根引药直达病所，从而使虚损得补，虚阳归元，虚火得清，患者症状得到有效改善。

2.患者，女，76岁，初诊时间：2020年9月11日。

主诉：肢体麻木、无力10余年，加重3个月。

现病史：患者10年前无明显诱因出现肩颈部疼痛，经物理治疗后症状略有缓解。后逐渐出现乏力、四肢麻木、行走不便，于外院就诊，经磁共振检查，诊断为"脊髓型颈椎病"，经服药及物理治疗后症状时轻时重。3个月前四肢麻木、无力症状加重，为求中医治疗遂来就诊。刻下症：四肢麻木无力，劳累后症状加重，腰膝酸软，心慌气短，耳鸣，纳可，口干，心烦失眠，大便干，小便失禁。

体格检查：颈椎生理弯曲反弓，第3~6颈椎旁肌压痛，无叩击痛，双侧霍夫曼征阳性，四肢肌力4级。舌暗红，苔白水滑，脉细数。

辅助检查：颈椎磁共振显示颈椎退行性改变，颈椎间盘突出，椎管狭窄，后纵韧带骨化，黄韧带肥厚，符合脊髓型颈椎病。

西医诊断：脊髓型颈椎病。

中医诊断：痿病（肾精亏虚）。

治法：补肾填精。

> **处方：**地黄饮子加减。熟地黄8g，山茱萸10g，石斛20g，麦冬10g，五味子10g，石菖蒲10g，远志10g，茯苓15g，肉桂3g，黑顺片（先煎）4g，肉苁蓉10g，巴戟天10g，砂仁（后下）4g，川牛膝10g，葛根20g。

28剂，水煎服，每日1剂，分早晚温服。

二诊（2020年10月8日）：患者四肢麻木无力、耳鸣、口干诸症均减轻，仍心慌失眠，膝关节疼痛，二便正常。舌暗红，苔薄白，脉沉细。证属瘀血阻络，宜化瘀通络。

> **处方：**血府逐瘀汤加减。桃仁10g，红花10g，赤芍15g，当归10g，生地黄15g，川芎10g，川牛膝10g，柴胡10g，枳壳10g，盐杜仲10g，菟丝子20g。

28剂，水煎服，每日1剂，分早晚温服。

按：本案患者四肢麻木无力，劳后加重，腰膝酸软，舌暗红，苔白水滑，脉细数，证属肾精亏虚，故方选地黄饮子随证加减。方中添加砂仁以健脾行气化湿，川牛膝强筋骨、壮腰膝而清热，葛根清热泻火、养阴生津且具有升举之力，诸药合用共奏补肾填精、清热生津之功。

【参考文献】

[1]吴弢，高翔，施杞，等.针灸配合地黄饮子加减方治疗脊髓型颈椎病30例

［J］. 上海针灸杂志，2004（3）：12-13.

　　［2］任龙涛，韩雪. 地黄饮子加减配合针刺治疗脊髓型颈椎病76例［J］. 内蒙古中医药，2013（15）：3.

　　［3］马建，刘继军，李恒. 地黄饮子加减联合颈椎牵引治疗神经根型颈椎病肾虚血瘀证的临床研究［J］. 现代中医药，2021，41（3）：95-100.

　　［4］李领召. 地黄饮子临床应用举隅［J］. 河南中医，2005，25（11）：65-66.

　　［5］马芳，王鑫，王旺，等. 房定亚教授运用地黄饮子治疗风湿病的经验［J］. 现代中医临床，2022，29（4）：32-36.

二、骨质疏松症

骨质疏松症是指由于骨量丢失与降低，骨组织微结构破坏，造成骨脆性增加，导致患者容易出现骨折的全身代谢性骨病。内分泌疾病、结缔组织疾病、慢性肾脏疾病等均可引起本病。多发生于中老年人，使患者的生活质量降低，活动受限，生活不能自理等。本病相当于中医学的虚劳、痹证等。

【临床应用】

1. 万俊明等用地黄饮子治疗原发性骨质疏松36例，疗效满意，并与西药治疗组36例进行对照。治疗组予地黄饮子：熟地黄12g，山茱萸15g，巴戟天15g，肉苁蓉15g，附子（炮）9g，五味子15g，肉桂9g，白茯苓15g，麦冬15g，远志15g，石菖蒲15g。早晚2次分服，每周2次。对照组予阿仑膦酸钠，每次70mg，每周1次。两组服药周期均为1年。治疗结果：地黄饮子对原发性骨质疏松患者破骨细胞的抑制作用较明显，同时具有一定的成骨作用。

2. 宁万兵等用地黄饮子治疗骨质疏松30例。治疗方法：两组均采用康复指导。对照组予肌注鲑降钙素注射液和西药口服。用法：鲑降钙素注射液第1周50IU肌内注射，每日1次，第2周50IU肌内注射，隔日1次，第3周至第24周50IU肌内注射，每周1次；碳酸钙D_3片每次600mg，每日2次。治疗组在对照组基础上加地黄饮子：熟地黄25g，山茱萸15g，巴戟天15g，肉苁蓉15g，附子（先煎）10g，官桂（后下）12g，石斛12g，麦冬15g，五味子12g，黄芪20g，白术15g，炙甘草10g。早晚2次分服。两组患者均连续治疗6个月。治疗结果：治疗组痊愈3例，显效14例，有效8例，无效5例，总有效率83.33%；对照组痊愈1例，显效12例，有效8例，无效9例，总有效率70%。治疗组疗效显著优于对照组（$P < 0.05$）。

【病案举例】

1.患者，女，66岁，初诊时间：2005年5月10日。

现病史：患者自述患腰腿疼痛5年，曾先后按腰椎骨质增生、坐骨神经痛、关节炎等病治疗无效，2004年6月，在某医院被诊为骨质疏松症，但用药半年效果亦不明显，欲寻求中医治疗而来就诊。

体格检查：患者体形中等，行动自如，神态如常，脊柱后凸畸形，叙事清晰，自述腰腿疼痛，劳累后加重，并颈项酸困，肢软乏力，畏寒多汗，普通家务劳动也难胜任，饮食二便如常，睡眠尚可，脉沉，舌黯淡，苔薄白。

西医诊断：骨质疏松。

中医诊断：痹证（肾阳虚损，督脉空虚，风寒客于经络）。

治法：补肾温阳，祛风通络。

处方：地黄饮子加减。熟地黄15g，山茱萸10g，麦冬10g，石斛10g，茯苓10g，肉苁蓉12g，巴戟天12g，淫羊藿15g，仙茅10g，黑附片10g，桂枝12g，鹿角胶7g，骨碎补10g，牛膝12g，狗脊15g，葛根15g，甘草6g，生姜6g，大枣6g。

水煎服，每日1剂。

二诊：服用25剂后腰腿疼痛略减，脉舌同前，原方续进。

三诊：患者共服上方50剂后，腰腿、颈项疼痛明显减轻，畏寒自汗亦去，可正常操持家务，唯劳累后仍感全身困重疼痛不适，脉沉，舌淡红，苔薄白。原方改水丸，每服6g，日服2次，以资巩固。

2005年12月随访，患者自述劳累后仍有身重疼痛，但休息后缓解，嘱其加强锻炼、多晒太阳以收全功。

按：《素问·痿论》曰："肾主身之骨髓。"由此可见，肾中精气的盛衰与骨的生长和发育密切相关，同时也会影响到髓的充盈。故骨质疏松症主要责之肾虚。本案患者腰腿、颈项疼痛，肢软乏力，辨为肾虚，风寒客于经络。患者畏寒实为肾阳不足，不能温煦自身。地黄饮子温补肾阳，于阴中求阳，阳气充足，经络通畅，正胜邪却故获效。

2.林某，女，56岁，初诊时间：1998年5月28日。

现病史：患者自述半年前开始腰痛致下肢活动不利。曾用抗风湿药、理疗等1个月均无效。近2周病情日益加重，右足负地，痛不可忍，步履艰难，支撑拐杖，故来就诊。

体格检查：痛苦病容，面色不华，足不负重，肌肉不削，舌质淡，苔白滑，脉沉迟弱，血压150/90mmHg，心肺正常。

辅助检查：腰椎X线片报告骨质疏松。

西医诊断：骨质疏松。

中医诊断：痹证（肾虚精亏）。

治法：从肾论治，益肾填精，调补阴阳，舒筋活络。

> **处方：**熟地黄20g，山茱萸15g，茯苓15g，巴戟天15g，桂枝10g，杜仲20g，龟甲25g，狗脊25g，白参15g，鸡血藤30g，当归15g，秦艽15g，生姜30g，牛膝20g，川芎15g，黄芪25g，龙骨30g，牡蛎30g。

共30剂。合用维生素D_3 30万U，每周1次，共11周，肌注。乳酸钙、葡萄糖酸钙口服联合应用，效果更佳。患者1个月内扔了拐杖，户外晒太阳，逐渐活动。继服六味丸、龙牡壮骨冲剂，维生素D_3 60万U，半个月1次，肌注。治疗2个月，活动逐渐复原。半年后X线片上显示好转，随访2年未见复发。

按：《素问·六节藏象论》："肾者主蛰，封藏之本，精之处也……其充在骨。"《素问·上古天真论》："女子七岁，肾气盛，齿更发长……四七筋骨坚……七七……天癸竭。"故妇女往往在绝经期会出现肾阴阳虚损。本案患者年过七七，肾精亏虚，肾虚不能充盈骨髓、滋养骨骼，故出现腰痛、骨关节病，进而活动受限。治疗时以中药益肾填精同时补益气血，补肝肾，活经络，筋骨强壮而病自愈。

【参考文献】

[1] 葛均波，徐永健.内科学［M］.北京：人民卫生出版社，2013.

[2] 林昭庚.中西医病名对照大辞典［M］.北京：人民卫生出版社，2002.

[3] 万俊明.地黄饮子与阿仑膦酸钠治疗原发性骨质疏松症的病例对照研究［J］.中国骨伤，2019，32（6）：535-538.

[4] 宁万兵.鲑降钙素注射液和钙剂结合地黄饮子综合治疗老年性骨质疏松症临床疗效观察［J］.湖北中医杂志，2019，41（10）：41-43.

[5] 石志霄.石恒录应用地黄饮子治疗老年病验案3则［J］.中国中医药信息杂志，2011，18（7）：94-95.

[6] 张雪莲，王德梅.地黄饮子临床一得［J］.实用中医内科杂志，2001，15（2）：30.

三、肾性骨营养不良

肾性骨营养不良又称为肾性骨病，是在慢性肾脏疾病的进展过程中随着肾脏功能逐渐恶化，造成钙、磷代谢调节异常，活性维生素D合成障碍，进一步导致了甲状旁腺激素分泌功能异常，引起继发性甲状旁腺功能亢进，骨代谢紊乱。

【临床应用】

唐宇等选取阴阳两虚兼血瘀型CKD3~4期肾性骨营养不良患者60例进行研究。方法：对照组和治疗组均予西医基础治疗，对照组予珍牡肾骨胶囊，治疗组予地黄饮子加减方，疗程12周，观察两组的临床疗效。地黄饮子加减方药物组成：熟地黄20g，山茱萸15g，巴戟天15g，肉苁蓉15g，炮附子5g，肉桂5g，石斛15g，五味子15g，麦冬15g，怀牛膝15g，丹参15g，熟大黄15g，土茯苓20g，盐杜仲10g，续断10g，补骨脂10g。每日1剂，水煎服，取汁300ml，早晚分服。治疗结果：治疗组的总有效率为86.67%，对照组的总有效率为73.33%，治疗组优于对照组（$P<0.05$）。

【参考文献】

[1] 唐宇.地黄饮子加减方治疗阴阳两虚兼血瘀型CKD3-4期肾性骨病的临床观察[D].哈尔滨：黑龙江中医药大学，2021.

第七节　风湿免疫科疾病

一、类风湿关节炎

类风湿关节炎是一种以慢性、进行性、侵袭性关节炎为主要表现的全身性自身免疫病，如果不经过正规治疗，病情会逐渐发展，最终导致关节畸形、功能丧失，具有很高的致残率。

【病案举例】

患者，女，58岁，初诊时间：2018年10月12日。
主诉： 四肢关节肿胀疼痛，伴口干、眼干2年。
现病史： 患者2年前无明显诱因出现四肢多关节肿胀疼痛，累及双手近端指间关节及双腕、双肘、双肩、双膝、双踝关节，伴口干、眼干。外院化验检查结果显示：类风湿因子40.61IU/ml，抗环瓜氨酸肽抗体188RU/ml，红细胞沉降率60mm/h，C反应蛋白50.94mg/L，抗核抗体1：320，抗干燥综合征抗原A抗体强阳性，抗干燥综合征抗原B抗体强阳性。诊断为类风湿关节炎、干燥综合征。曾口服甲泼尼龙片每次8mg，每日1次，艾拉莫德片每次25mg，每日2次，硫酸羟氯喹片每次0.2g，每日2次。病情好转后自行停药。因症状时轻时重，为求中医治疗遂来就诊。刻下症：周身关节酸痛，口干，眼干，腰膝酸软无力，纳可，夜尿频，大便正常，眠可。

体格检查： 双手近端指间关节肿胀，有压痛，双腕关节屈伸不利。舌暗红，苔少，脉沉细。

西医诊断： ①类风湿关节炎；②干燥综合征。

中医诊断： ①痹证；②燥痹（肾精亏虚）。

治法： 补肾填精。

> **处方：** 地黄饮子加减。生地黄20g，山茱萸10g，石斛20g，石菖蒲10g，远志10g，茯苓15g，黑顺片6g，肉桂5g，巴戟天10g，麦冬10g，五味子10g，肉苁蓉10g。

14剂，水煎服，每日1剂，分早晚温服。

二诊：（2018年11月2日）患者周身关节酸痛、腰膝酸软无力、夜尿频等症状均显著改善，口干有所缓解，近日受凉后出现左膝关节红肿疼痛。舌质红，苔薄黄少津，脉细数。证属热毒伤络，气阴两虚，宜清热解毒，益气养阴。

> **处方：** 四神煎合四妙勇安汤加减。生黄芪30g，金银花20g，石斛30g，远志10g，川牛膝15g，当归15g，玄参15g，生地黄15g，生甘草10g，白芍20g，鹿衔草20g，山慈菇9g。

14剂，水煎服，每日1剂，分早晚温服。

按： 类风湿关节炎是一种常见的以对称性、慢性、进行性多关节炎症为主要表现的自身免疫病。干燥综合征是一种主要累及外分泌腺体的慢性炎症性自身免疫病，由于其免疫性炎症反应主要表现在外分泌腺体的上皮细胞，故又名自身免疫性外分泌腺体上皮细胞炎或自身免疫性外分泌病。该患者四肢、腰膝酸软无力，夜尿频繁，舌暗红苔少，脉沉细，当属肾精不足，故方选地黄饮子加减以补肾填精，强壮筋骨。二诊左膝关节红肿疼痛，舌红，苔薄黄少津，脉细数，故投四神煎合四妙勇安汤加减以清热解毒，益气养阴。此案全程辨证得当，用药准确，故显速效。

【参考文献】

［1］温博，曾升平.类风湿关节炎的研究进展［J］.世界中西医结合杂志，2014，9（9）：1014-1016，1019.

［2］马芳，王鑫，王旺，等.房定亚教授运用地黄饮子治疗风湿病的经验［J］.现代中医临床，2022，29（4）：32-36.

二、雷诺病

雷诺病又称肢端动脉痉挛病，是阵发性肢端小动脉痉挛引起的局部缺血现象。病因尚不明确，常于寒冷刺激或情绪激动等因素下诱发。表现为肢端对称性皮肤苍白、发绀，继之皮肤发红，伴感觉异常（指或趾疼痛）。多见于青年女性。本病相当于中医学的痹证。

【临床应用】

徐灵建用地黄饮子治疗雷诺病21例。治疗方法：予地黄饮子化裁。方药：熟地黄24g，巴戟肉15g，山茱萸15g，石斛24g，肉苁蓉12g，炮附子9g，五味子6g，官桂9g，茯苓30g，麦冬12g，石菖蒲12g，远志6g。每日3次分服。治疗结果：治愈16例，显效3例，无效2例，总有效率90.5%。

【病案举例】

王某，女，45岁。

主诉： 手指麻木刺痛，遇凉加重，呈"僵死"状态。

体格检查： 手指瘀肿青紫，舌质绛紫有瘀斑，脉沉涩。

西医诊断： 雷诺病。

中医诊断： 痹证（寒凝血瘀，肝肾亏虚）。

治法： 散寒化瘀，补益肝肾。

给予地黄饮子去熟地黄加鸡血藤、全蝎、丹参、炮姜治疗1个疗程（15剂）痊愈，随访15个月无复发。

按： 本案患者西医诊断为雷诺病，中医诊断为痹证。患者表现为手指麻木刺痛，遇凉加重，瘀肿青紫，多因寒凝血瘀，经脉痹阻，气血运行失调所致。该患者中医辨证为寒凝血瘀，应治以散寒凝，化瘀血，补肝肾为主，故选地黄饮子化裁。地黄饮子中熟地黄、山茱萸滋补肾阴；肉苁蓉、巴戟肉温壮肾阳；附子、官桂温养真元，生骨髓，摄纳肾气；麦冬、石斛、五味子滋阴敛液，强肝阴。再根据症状采用各种不同的化裁方法，因证制宜，共奏补肾阳、散寒凝、化血瘀之功。

【参考文献】

［1］贾建平，陈生弟.神经病学［M］.北京：人民卫生出版社，2018.

［2］林昭庚.中西医病名对照大辞典［M］.北京：人民卫生出版社，2002.

［3］徐灵建.地黄饮子化裁治疗雷诺氏病21例［J］.中国乡村医生杂志，1991（9）：26-27.

三、多发性肌炎

多发性肌炎是指各种原因引起的以骨骼肌群的间质性炎性改变和肌纤维变性为特征的综合征。主要临床表现为受累骨骼肌无力，继之产生肌肉萎缩。本病可发生在任何年龄，女性发病率比男性多一倍。成人患者可死于严重的进行性肌无力、吞咽困难、营养不良及吸入性肺炎或反复肺部感染所致的呼吸衰竭，儿童患者通常死于肠道血管炎和感染。本病相当于中医学的肌痹、痹证、痿病等。

【病案举例】

患者，女，63岁，初诊时间：2016年6月17日。

主诉：四肢肌肉酸痛无力1年余。

现病史：患者2015年3月无明显诱因出四肢近端肌肉酸痛无力，当时未予重视，2015年8月因症状加重，查肌酸激酶（CK）2678U/L，诊断为"多发性肌炎"，经口服甲泼尼龙片每次48mg，每日1次，病情好转，CK值基本恢复正常，但激素一旦减量则病情复发，CK值升高。为求中医治疗遂来就诊。刻下症：四肢肌肉酸痛无力，蹲起困难，步履蹒跚，纳可，二便正常，眠可。目前服甲泼尼龙片每次24mg，每日1次。

体格检查：双下肢肌力3级，腱反射减弱，其余未见阳性体征。舌暗红，苔薄白，脉缓。

西医诊断：多发性肌炎（恢复期）。

中医诊断：痿病（脾肾亏虚）。

治法：补肾填精，益气健脾。

> **处方:** 地黄饮子加减。生地黄20g，山茱萸12g，石斛30g，远志10g，麦冬15g，五味子10g，石菖蒲10g，肉桂4g，黑顺片（先煎）6g，肉苁蓉10g，巴戟天10g，茯苓15g，生黄芪30g。

14剂，水煎服，每日1剂，分早晚温服。

二诊（2016年8月19日）：患者服药后肌肉酸痛无力症状显著改善，因复诊不便，在家附近医院按照此方抓药，已连续服用60剂，甲泼尼龙片已减至每次4mg，每日1次。效不更方，上方继服60剂，水煎服，每日1剂，分早晚温服。

1年后随访，患者甲泼尼龙片已完全停药，肌力恢复如常。

按： 多发性肌炎是一组病因尚不明确，以横纹肌弥漫性非化脓性炎症为主要病变的结缔组织病。其临床特点是肢体近端肌群无力，常呈对称性损害，早期可有肌肉肿胀、压痛，晚期出现肌肉萎缩，并可累及多个系统和器官。该案患者症见四肢酸痛无力，步行艰难，舌暗红，苔薄白，脉缓，当属脾肾亏虚，精、气、血三者皆虚损至极，故方选地黄饮子加黄芪以培补中焦脾胃之气，使先天、后天之本相互充养，补肾中之精气，益脾胃而化生气血，故能痊愈。

【参考文献】

［1］黄燕，雒晓东，张文娟，等.多发性肌炎诊疗指南［J］.中国中医药现代远程教育，2011，9（11）：152-153.

［2］马芳，王鑫，王旺，等.房定亚教授运用地黄饮子治疗风湿病的经验［J］.现代中医临床，2022，29（4）：32-36.

第八节 其 他

一、中毒

中毒是指有毒化学物质进入人体，达到中毒量而产生损害的全身性疾病。病因复杂，食物、酒精、药物等均可引起中毒。临床表现为毒蕈碱样综合征、烟碱样综合征、抗胆碱综合征、交感神经样中毒综合征、阿片综合征、戒断综合征等，可并发中毒性脑病、低血压、休克和吸入性肺炎等。

【临床应用】

穆齐金等用地黄饮子治疗有机磷农药中毒后迟发性神经病15例，疗效满意，并与西药治疗组15例进行对照。治疗组予地黄饮子，基本处方：熟地黄30g，石斛30g，山茱萸30g，麦冬30g，五味子30g，石菖蒲30g，茯苓30g，远志30g，肉桂30g，制附子30g，巴戟天30g，肉苁蓉30g，生姜、大枣、薄荷各少许。每日3次分服。对照组予泼尼松，每次10mg，每日3次，1周后逐渐减量，2周后停用；维生素B_{12}，每次500μg，每日1次；维生素B_1、维生素B_6、三磷酸腺苷，每次各20mg，每日3次。两组均治疗4周。治疗结果：治疗组治愈4例、显效6例、好转3例、无效2例，总有效率86.7%；对照组治愈2例、显效4例、好转4例、无效5例，总有效率66.7%。

【病案举例】

1.患者，男，24岁，初诊时间：2005年5月2日。

现病史：患者口服甲胺磷约200ml后出现昏迷，心跳、呼吸骤停，大汗，针尖样瞳孔。经胸外按压、气管插管、洗胃、使用阿托品及氯磷定等综合治疗后脱险。中毒后14天出现语言不利，口角流涎，双下肢无力，走路呈跨阈步态，双足下垂，口干渴。

体格检查：足趾和踝部肌力均为1级，膝、髋部肌力3级，跟腱反射消失，膝反射减弱。舌嫩红，脉沉细。

辅助检查：肌电图：远端肌腱不等量的纤颤正尖波。

西医诊断：有机磷农药中毒后迟发性神经病。

中医诊断：痿病（下元亏虚，风痰上扰）。

处方：熟地黄、石斛、山茱萸、麦冬、五味子、石菖蒲、茯苓、远志、肉桂、制附子、巴戟天、肉苁蓉各等份。

上方取末混匀，每取30g，加生姜、大枣、薄荷各少许，水煎取150ml，每日3次口服。服用2周诸症释然，肢体活动灵活，肌电图复查无异常。

按：本案患者西医诊断为有机磷农药中毒后迟发性神经病，属中医学痿病范畴。农药中毒致患者元气耗伤，气血暴脱，机体失于气血的濡养而致痿，以地黄饮子治疗。本方功效主要为补肾助阳，主治肾阳虚衰，下肢萎弱不用甚则瘫痪，或手足萎弱不能动，不知痛处，脉象微弱。地黄饮子亦有滋阴敛液之功用，故其具有阴阳双补，温润肢体，濡养舌本之用。现代研究表明地黄饮子可抗自由基损伤，改善微循环，促进损伤神经元修复，可治疗有机磷农药中毒后迟发性神经病。

2.王某，女，18岁，初诊时间：1978年10月6日。

现病史： 患者半个月前误服敌敌畏约10毫升，昏迷约1小时就医，经抢救脱险。病后第2天，自觉头晕目眩，手足麻木，活动笨拙，尤以肢体末端严重。1周后，双侧前臂、小腿皮肤发红，多汗，皮温下降。诊断为末梢神经炎。经西药治疗无效，病情逐渐加重。出现腕、踝关节松弛无力，肌肉消瘦。

体格检查： 形体消瘦，面色苍晦。舌质嫩，色淡，尖微红，苔薄白，脉沉细而涩。四肢对称性周围型感觉缺失。腕、踝关节松弛，肌张力低下，肌肉萎缩，肌力0级，垂足垂腕。生理反射消失，病理反射未引出。余无异常。

西医诊断： 有机磷中毒性周围神经炎。

中医诊断： 风痱（肝肾不足，阴阳俱虚）。

以地黄饮子治疗。半个月后，手足皮温回升，有痛觉，潮汗明显减少。1个月后，手能握物，扶持下能行走，但指、趾小关节仍存在运动障碍。治疗2个月后，感觉均恢复，肌力近5级，生理反射存在，活动自如，感觉如常而临床治愈。随访，已参加工作，未见复发。

按： 本案患者西医诊断为有机磷中毒性周围神经炎，中医诊断为风痱。毒药为外来之邪，外邪侵袭人体，暴伤机体元气，元气为人体一身之本，元气伤则脑窍失于气血供应，以致昏迷、头晕目眩。气血同源，气与血之间相互滋生，相互转化，元气既损，阴血亦受损，阴血不足则不能荣养四肢百骸，筋骨失养而发生风痱之瘫痪。地黄饮子对风痱证有奇效，尤其对"肾虚内夺"所致的四肢麻木不仁，瘫痪不用效果更为明显。方中熟地黄、山茱萸、麦冬、五味子滋阴补肾敛液；附子、肉桂、巴戟天、肉苁蓉温补肾阳；石菖蒲、远志、茯苓交通心肾；薄荷辛散中毒余邪；生姜、大枣调和营卫。全面分析，辨证选方，药证相符，故临床效果良好。

【参考文献】

［1］倪伟.内科学［M］.北京：中国中医药出版社，2016.

［2］穆齐金，王著敏.地黄饮子治疗有机磷农药中毒后迟发性神经病15例

[J]. 中国民间疗法，2006，14（12）：37–38.

[3] 东贵荣，贾宝善. 地黄饮子治疗有机磷中毒性周围神经炎三例 [J]. 中医药学报，1985（5）：18–19.

二、脑外伤

脑外伤指由于外物造成的、头脑部肉眼可见的损伤。常引起不同程度的永久性功能障碍、记忆障碍或造成脑疝而致死。临床表现为脑震荡综合征、昏迷、谵妄、遗忘综合征等。外伤后癫痫是颅脑损伤后严重的并发症，尤其是重型颅脑损伤。

【临床应用】

李红霞用地黄饮子结合康复训练治疗脑外伤康复期30例。治疗方法：对照组予吡拉西坦，每次0.8g，每日3次。治疗组在对照组基础上予地黄饮子加减：熟地黄15g，决明子15g，竹茹15g，肉苁蓉12g，巴戟天12g，山茱萸12g，赤芍12g，远志6g，地龙10g，法半夏10g，石菖蒲10g，黄芪10g。早晚2次分服。治疗结果：治疗组疗效优于对照组，患者的肢体运动功能及日常生活活动能力较对照组改善更为明显。

【病案举例】

1.杨某，男，46岁，初诊时间：1996年4月3日。

现病史：患者2年前在劳动时不慎从崖上坠下，头部着地，旋即昏迷，二便失禁，在当地医院检查后拟诊为闭合性颅脑损伤。CT扫描示：额叶轻度脑挫裂伤，经脱水、抗炎治疗半个月后好转出院。此后常感头痛，渐至失眠烦躁，口齿不清，目光呆滞，后发展为肢体颤抖，头摇，走路不稳，视歧（复视），生活不能自理。经口服脑复康、三七片、安坦等治疗3月余效果不佳，而肢体震颤、行路不稳日渐加重。刻下症：神情萎顿，记忆力差，头摇肢颤，不能站立，双手笨拙，动作失准，语言涩滞不畅，气怯声低。

体格检查：血压120/90mmHg，双上肢不自主徐动，行走摇晃不稳，双眼有不持续性水平眼震，四肢肌张力略高，指鼻试验及跟膝胫试验均不能完成（辨距不良），闭目难立征（+），双下肢肌力5级，锥体束征（-）。舌红绛少苔，脉细无力。

西医诊断：闭合性颅脑损伤。

中医诊断：颤证（瘀血阻滞，髓海失养，肝肾不足，下元亏损）。

治法：标本同治。治标以涤痰化饮，破瘀行血，方用大黄䗪虫丸，每次2丸，日服2次。治本以补益肝肾，安神开窍，方用地黄饮子化裁。

> **处方：**熟地黄30g，珍珠母（先煎）30g，砂仁12g，石斛12g，山茱萸6g，肉苁蓉6g，巴戟天6g，枸杞子10g，当归10g，石菖蒲10g，远志10g，五味子10g，麦冬10g，香附10g，白芍10g。

连服7剂后，头痛消失，夜间能入睡，口干烦躁、体摇肢颤减轻。又以原方加丹参30g，连服30余剂，配大黄䗪虫丸每次2丸口服，自觉无不适，肢颤体摇基本消失，行走较前渐稳，生活可自理，随访病情稳定无复发。

按：《内经》云："有所堕坠，恶血留内。"本案患者因外伤导致脑络受损，瘀血内阻，医治不及时以致病情进一步发展，瘀血不去则新血不生，血液不能滋润脑窍，久病及肾，髓海失养。病属本虚标实，宜标本同治。方用大黄䗪虫丸联合地黄饮子加减。大黄䗪虫丸治标，有活血破瘀，祛瘀生新之效，可治疗瘀血阻于脑络之标实证。地黄饮子治本，可补肾开窍，充髓益脑，可以治疗血液不荣于脑、髓海失养之本虚证。二者合用，患者症状明显改善，病情日渐好转。

2.廖某，男，35岁，入院时间：1997年7月23日。

主诉：头部撞伤伴人事不省5天，昏睡12天。

现病史：患者17天前因乘坐汽车翻车，跌至车外，头部撞于水泥地面，即出现人事不省，呼之不应。半小时后吐胃内容物2次，即抬送某医院。途中小便失禁1次，四肢躁动。急行颅脑CT示：右额叶脑挫裂伤、双额硬膜下积液。后神志转朦胧，胡语，二便失禁，昏睡而转入我院外科。入院后经扩张血管、营养神经及支持疗法后神志清楚，但智力低下，定向力及计算力障碍，夜间烦躁，入睡困难，于8月29日请中医会诊。刻下症：神志清楚，心烦易怒，思维迟钝，失眠口苦，便秘溲赤，舌质红，苔黄根腻，脉滑数。

西医诊断：颅脑损伤。

中医诊断：痰热内盛，扰乱心神。

治法：清热化痰，宁心开窍。

> **处方：** 黄连温胆汤加减。黄连6g，竹茹10g，枳实10g，半夏10g，茯苓10g，陈皮10g，石菖蒲15g，远志6g，郁金10g，百合15g，甘草3g。

3剂，水煎服。

二诊（1997年9月1日）：心烦失眠已除，智力较差，对答不畅，思维障碍，二便正常，舌质红苔少，脉细数。痰热已除，阴阳两虚，心神失养，髓海空虚。宜滋阴壮阳，养心安神。

> **处方：** 地黄饮子加减。熟地黄15g，麦冬10g，山茱萸10g，石斛10g，五味子10g，肉苁蓉15g，淫羊藿15g，桂枝6g，附子6g，石菖蒲15g，远志6g。

后经服此剂加丹参、枸杞子等药15剂后，患者神志正常，智力恢复，能加减运算，活动自如，生活自理，于9月15日治愈出院。

按： 本案患者为中年人且处于脑挫裂伤恢复期，西医治疗多使用营养神经药物、改善脑血液循环药物以及针对脑挫伤的对症治疗等。中医首诊症见心中烦闷，急躁易怒，思维迟钝，失眠多梦，口苦等痰热内扰之象，故予黄连温胆汤治疗，以清痰化热，其病情有所缓解。因患者患病时间较长，耗伤气血，元气不足，血脉空虚，心神失养，髓海空虚，故应在清热化痰的同时兼以补虚，遂予地黄饮子加以巩固。二者合用，症状皆除。

【参考文献】

［1］李红霞.地黄饮子结合康复训练治疗脑外伤康复期疗效观察［J］.新中医，2011，43（4）：44-46.

［2］姜琴.地黄饮子临床应用举隅［J］.陕西中医，2000，21（9）：418-419.

［3］蔡光斗，王邦彦.地黄饮子治愈脑外伤后遗症3则［J］.福建中医药，1998，29（5）：22.

下篇

实验研究

第一章　制剂研究

【来源】

《黄帝素问宣明论方》

【组成】

熟干地黄、巴戟天（去心）、山茱萸、石斛、肉苁蓉（酒浸，焙）、附子（炮）、五味子、官桂、白茯苓、麦冬（去心）、菖蒲、远志（去心）各等份。

【用法】

上为粗末，每服9～15g，水一盏半，加生姜5片，大枣1枚，薄荷少许，同煎至八分，不计时候。

【功用】

滋肾阴、补肾阳、交通心肾，开窍化痰。

【主治】

主治下元虚衰，痰浊上泛之喑痱证。舌强不能言，足废不能用，口干不欲饮，足冷面赤，脉沉细弱。临床常用于治疗中风后遗症、晚期高血压病、脑动脉硬化、脊髓炎等慢性疾病过程中出现阴阳两虚者。

【现代制剂】

1.颗粒　①按原料配比，取熟地黄、肉苁蓉、石斛、远志、巴戟天、茯苓、麦冬、大枣、生姜、薄荷混合，进行水提，收集水提液，浓缩备用；②按原料配比，取山茱萸、五味子、石菖蒲、肉桂、炮附子干燥粉碎成细粉，备用；③取步骤①中制备的浓缩液和步骤②中制备的细粉混合，干燥粉碎成地黄饮子粉末，加入80%乙醇，制粒，干燥，过筛，即得所述地黄饮子颗粒。颗粒剂方便服用，且有效成分含量高。

2.片剂　熟干地黄、巴戟天（去心）、山茱萸、石斛、肉苁蓉（酒浸，焙）、附子（炮）、五味子、官桂、白茯苓、麦冬（去心）、石菖蒲、远志（去心），各饮片在等分后按照处方量比例放置于煎药袋中，加10倍体积水，浸泡30分钟，提取2小时；加入10倍水，并且提取1.5小时。之后将两次所得的滤液混合，置于水浴锅蒸发、浓缩，温度设置60℃，浓缩液浓缩至密度为1.10~1.15，后将药物转移真空干燥箱（60℃，真空度为0.08Mpa）继续干燥，干燥完毕取出，待恢复常温进行称量，得率为15.1%，粉碎，过60目筛，得中药干膏粉，备用。用乳糖作为稀释剂制备的颗粒，辅料与干膏粉配比选择1∶1，干燥温度条件选择50℃，干燥时间1小时，硬脂酸镁等于干颗粒重量的0.8%，按照以上工艺，加入硬脂酸镁后混合均匀，压片。

第二章 药理研究

第一节 地黄饮子的药理作用

一、对阿尔茨海默病的作用

（一）抗氧化作用

地黄饮子可提高 D- 半乳糖（D-gal）腹腔注射结合鹅膏蕈氨酸（IBO）脑内 Meynert 基底核注射致阿尔茨海默病（AD）模型大鼠的学习和记忆能力，降低脑组织 NO 和一氧化氮合酶（NOS）含量。

地黄饮子含药脑脊液可降低 $A\beta_{25-35}$ 损伤 PC-12 细胞培养液中丙二醛（MDA）含量，提高超氧化物歧化酶（SOD）、过氧化氢酶（CAT）、谷胱甘肽过氧化物酶（GSH-Px）活性，说明地黄饮子可能通过改善 $A\beta_{25-35}$ 损伤的 PC-12 细胞状态，减轻脂质过氧化反应，提高降低的抗氧化酶活性，减少自由基对细胞的损伤，从而起到保护细胞的作用。

地黄饮子能显著缩短 APP/PS1 小鼠在 Morris 水迷宫中定位潜航实验的逃避潜伏期，显著提高小鼠穿越平台次数，使小鼠血清 SOD、GSH-Px 含量增加，MDA 含量下降，HE 染色和尼氏染色结果显示地黄饮子可明显改善模型小鼠脑组织神经细胞数量减少、神经元萎缩、胶质细胞增多、尼氏小体脱失等病理改变，说明地黄饮子可通过提高学习记忆能力、提高抗氧化能力、减轻脑组织神经元变性及脱失等途径起到防治阿尔茨海默病的作用。

地黄饮子药物血清可抑制晚期糖基化终末产物受体（RAGE）与 Aβ 结合，从而抑制 RAGE/ROS 氧化应激通路的激活，减少活性氧（ROS）产生，从而发挥神经保护作用。

地黄饮子可显著延长 APP/PS1 小鼠在避暗实验中进入暗室的潜伏期并减少错误次数，提高 SOD、GSH-Px 活性，降低 MDA 含量，促进 Akt 和 GSK-3β 激活，降低 Bax/Bcl-2 比值，说明地黄饮子可通过激活 PI3K/

Akt通路，抑制AD模型小鼠脑内的氧化应激和细胞凋亡，保护线粒体，从而改善学习记忆功能。

通过侧脑室注射 $A\beta_{1-42}$ 构建AD大鼠模型进行研究发现，地黄饮子可通过激活CREB/PGC-1α信号通路，提高大鼠线粒体生物合成能力，增加其线粒体呼吸链酶系活性，改善线粒体功能，并可通过增强抗氧化酶系活性，进而起到提高机体抗氧化损伤能力的作用，最终改善学习记忆和工作记忆能力。

（二）抗凋亡作用

地黄饮子可上调腹腔注射D-半乳糖复合海马注射β淀粉样蛋白（Aβ）致AD模型大鼠的核转录因子-κB（NF-κB）和热激蛋白70（hsp70）表达，抑制半胱氨酸天冬氨酸蛋白酶-3（Caspase-3）的激活，从而抑制细胞凋亡。

地黄饮子可降低快速老化SAMP8小鼠海马组织凋亡相关蛋白Bax、Cyt-c的表达，提高Bcl-2的表达，说明其能改善SAMP8小鼠海马神经元的细胞凋亡情况。地黄饮子可下调SAMP8小鼠海马组织Caspase-3、Caspase-9、Apaf-1 mRNA的表达，通过对细胞凋亡线粒体途径产生影响，抑制促凋亡基因，减少神经元的丢失，从而改善学习记忆能力。

地黄饮子可抑制APP/PS1双转基因痴呆模型小鼠脑组织细胞凋亡，明显提高脑组织中Bcl-2 mRNA表达、降低Bax和Caspese-3 mRNA表达。

地黄饮子含药脑脊液可显著减轻M146L细胞受损程度，增加活细胞数量，提高细胞活力，抑制细胞凋亡，起到神经保护作用而防治AD；地黄饮子可通过调控mTOR信号通路中4E-BP和p70S6K的mRNA和蛋白的表达，调节细胞周期、抑制细胞凋亡，从而提高tau转基因果蝇AD模型学习记忆能力。

地黄饮子药物血清能显著提高葡萄糖剥夺SH-SY5Y细胞的存活率，减少PERK和eIF2α磷酸化激活，提高Bcl-2水平、降低Bax表达量、抑制能量代谢障碍、降低SH-SY5Y细胞凋亡率，说明地黄饮子可通过抑制PERK/eIF2α通路的激活，进而抑制能量代谢障碍致内质网应激造成的细胞凋亡。

地黄饮子能显著降低模型小鼠脑组织GRP78的表达水平，以及降低ATF4、CHOP mRNA及蛋白水平；能够上调抗凋亡蛋白Bcl-2、下调促凋亡蛋白Bax水平，显著减少小鼠脑组织神经元凋亡率，这表明地黄饮子可以抑制能量代谢障碍导致的内质网应激，抑制ATF4/CHOP信号通路激活，调节凋亡相关蛋白，显著减少脑组织神经元凋亡。

（三）调节神经递质与突触保护作用

1.乙酰胆碱（ACh）　地黄饮子能使腹腔注射D-gal合并大脑双侧Meynert基底核微注IBO致AD模型大鼠的避暗学习、记忆潜伏期缩短，错误次数减少，并降低大鼠脑组织中乙酰胆碱酯酶（AChE）的含量，提高ATP酶含量，说明地黄饮子可通过改善脑组织的能量代谢，防止ATP酶活性降低，维持乙酰胆碱的正常水平来改善AD大鼠学习记忆能力。地黄饮子可使D-gal腹腔注射合并Aβ海马注射致AD模型大鼠在穿梭箱试验中的潜伏期降低、主动回避反应阳性率明显升高、被动逃避时间显著降低，表明大鼠主动和被动反应水平均有所回升；大鼠脑组织AChE活性降低，海马、皮层神经元SYN蛋白表达增加，说明地黄饮子具有提高AD模型大鼠学习记忆能力与改善神经元损伤的作用，其机制可能与改善脑神经元胆碱能损害，从而上调海马和皮层神经元SYN蛋白的表达有关。

地黄饮子含药脑脊液可显著提高Aβ$_{25-35}$致PC12细胞AD模型中胆碱乙酰转移酶（ChAT）的表达，抑制细胞微管相关蛋白tau的表达，从而起到神经保护的作用而防治AD。应用微透析技术进行研究发现，地黄饮子可能通过促进ACh神经递质的传导，提高脑内ACh及其受体nAChRα7的含量，从而改善APP/PS1小鼠的学习记忆能力。

2.单胺类神经递质　地黄饮子可改善腹腔注射D-gal合并大脑双侧Meynert基底核微注IBO致AD模型大鼠的学习和记忆能力，提高大鼠脑组织中过氧化氢酶（CAT）含量，降低单胺氧化酶（MAO）含量。地黄饮子还可在转录水平下调AD模型大鼠脑组织MAO mRNA表达，降低MAO的活性。

3.谷氨酸（Glu）　应用微透析技术进行研究发现，在地黄饮子给药两周后，APP/PS1小鼠脑组织细胞外液Glu浓度逐渐降低，谷氨酸受体NR2A含量提高，小鼠海马S100B、GFAP含量降低，表明地黄饮子可通过维护谷氨酸受体NR2A的功能并抑制反应性星形胶质细胞增生来降低Glu兴奋性毒性，延缓AD进展。

4.突触功能　地黄饮子可明显增加老龄小鼠海马SYP、ERK蛋白表达，延缓脑老化，从而改善大鼠的学习和记忆能力。地黄饮子可降低

APP/PS1小鼠乙酰胆碱酯酶活性及下调其蛋白表达，提高乙酰胆碱转移酶活性并上调其蛋白表达以及 α7-nAchR蛋白表达，从而保护胆碱能系统，并可通过上调Syn-1、PSD-95蛋白表达而保护突触功能。

5.突触可塑性 地黄饮子可调节SAMP8小鼠海马神经细胞内钙离子浓度，抑制钙离子内流而干预神经突触可塑性，进而改善衰老小鼠的学习记忆功能。

6.代谢组学 地黄饮子可使肾虚精亏证AD模型大鼠血清中脂蛋白、N-乙酰糖蛋白、胆碱、磷酸胆碱、甘氨酸、α-葡萄糖、β-葡萄糖含量显著升高，通过改善糖代谢、氨基酸代谢、脂质代谢的紊乱起到对AD肾虚精亏证的治疗作用。地黄饮子能提高APP/PS1小鼠的空间工作记忆与参考记忆能力，保护海马区神经细胞并改善其形态结构，代谢组学研究发现该方能调节12种差异代谢标志物并涉及12条代谢通路，可能通过调节氧化应激、神经递质、能量代谢、神经炎症、细胞凋亡等途径达到防治AD的作用。

（四）抗炎作用

地黄饮子可显著降低D-gal腹腔注射合并Aβ海马注射致AD模型大鼠海马组织IL-1α和TNF-α蛋白表达，地黄饮子对AD模型大鼠学习记忆、空间探索能力具有改善作用，并可有效抑制海马神经元炎性反应，其作用机制可能与地黄饮子抑制海马神经元TNF-α、IL-1α蛋白，从而抑制小胶质细胞活性，进而减轻海马神经元的炎症损伤有关。

地黄饮子能通过抑制APP/PS1小鼠炎性反应信号通路p38-NF-κB的活性，降低促炎性反应因子的iNOS、COX-2、TNF-α和IL-1β表达，抑制胶质细胞激活，从而改善AD模型小鼠脑内炎性损伤情况。地黄饮子可改善APP/PS1小鼠的学习记忆能力，其作用机制可能为通过抑制pp65，下调细胞炎性因子TNF-α和IL-1的释放水平，使皮层及海马神经元损伤减少。

地黄饮子含药血清可使脂多糖（LPS）诱导的小胶质细胞（BV2）中炎性因子IL-1β、IL-6、TNF-α的mRNA水平显著降低、PPARγ蛋白水平显著升高、NF-κB磷酸化水平和入核含量明显减少，说明地黄饮子可能通过调控PPARγ/NF-κB信号通路，进而抑制LPS诱导的BV2细胞炎症反应。

地黄饮子可使APP/PS1小鼠在水迷宫中的穿越平台次数显著增多、

目标象限停留时间显著延长、相对象限停留时间和第2~5天逃避潜伏期显著缩短，小鼠脑脊液中MIP-2、IL-1β、TNF-α水平明显降低，小鼠脑组织PERK/p-PERK、eIF2α/p-eIF2α及BACE1蛋白水平明显降低，说明地黄饮子能显著改善AD小鼠学习记忆能力及脑内炎症微环境，其作用可能与抑制PERK/eIF2α信号通路的激活有关。

应用大鼠侧脑室注射Aβ$_{1-42}$寡聚体法构建AD动物模型进行研究发现，地黄饮子能通过靶向调控miR-34a-5p表达，进而激活PI3K/Akt/Bcl-2信号通路，抑制大鼠神经细胞凋亡，调控TLR4/MyD88/NF-κB信号通路，最终抑制AD大鼠海马胶质细胞炎性反应而治疗AD。地黄饮子可通过抑制Aβ$_{1-42}$诱导的SH-SY5Y细胞RAGE/p38 MAPK/NF-κB信号通路，改善炎症反应，起到细胞保护作用。

（五）调节淀粉样前体蛋白（APP）加工作用

地黄饮子含药脑脊液能明显降低Aβ$_{23-35}$致受损PC12细胞APP mRNA表达，减轻PC12细胞受Aβ刺激时APP的过度反应，抑制Aβ对PC12细胞的损伤。地黄饮子可显著下调D-gal腹腔注射合并Aβ海马注射致AD模型大鼠脑组织中APP、BACE1和Aβ的蛋白表达水平，说明地黄饮子能够抑制β-APP经由淀粉样肽源性途径的裂解过程，使Aβ在脑组织中的表达水平降低。

（六）保护线粒体和能量代谢作用

地黄饮子能提高APP/PS1小鼠脑内线粒体膜电位，保护线粒体膜结构完整性，增加线粒体内膜呼吸链复合物Ⅰ、Ⅳ的活性，并提高其氧化磷酸化水平，同时还可显著提高小鼠脑组织的能荷水平与磷酸肌酸含量，改善学习记忆能力，使其在水迷宫中的逃避潜伏期显著缩短。地黄饮子含药血清可减少Aβ$_{1-42}$诱导SH-SY5Y细胞的线粒体膜电位下降程度，抑制该细胞依赖线粒体凋亡通路的激活，从而发挥神经保护作用。地黄饮子可抑制APP/PS1小鼠海马CA1区线粒体的肿胀变形，改善线粒体形态，并抑制神经细胞凋亡，从而改善小鼠的工作记忆能力。

（七）神经元保护作用

地黄饮子能上调tau转基因果蝇AD模型PI3K、AKT、dTOR mRNA的表达，其机制可能与地黄饮子调节神经元的发育有关。地黄饮子可改善SAMP8小鼠海马CA1、CA3区神经元排列疏松紊乱、细胞层数减少、细胞肿胀及神经元颗粒空泡变性减少的现象，减轻SAMP8小鼠海马神经元的损伤，并提高其学习记忆能力。地黄饮子可提高APP/PS1小鼠学习记忆能力，降低其脑组织Aβ$_{42}$水平，发挥保护神经元的作用，其机制可能与调节Wnt/β-catenin信号通路有关。

二、对中风的作用

（一）对脑缺血再灌注的作用

地黄饮子可使脑缺血再灌注损伤大鼠跳台试验的错误次数明显减少，潜伏期明显缩短，Longa评分和Berderson评分显著降低，脑梗死面积明显减小，说明地黄饮子可修复神经损伤、减少脑梗死面积，并提高大鼠的学习记忆能力和行为能力。

地黄饮子可使急性脑缺血再灌注损伤大鼠血清和脑组织中SOD、CAT水平和GSH-Px酶活性明显升高，MDA水平明显降低，说明地黄饮子能有效治疗缺血性脑中风，其作用机制可能是增强脑组织和血清的抗氧化能力，促进神经功能恢复，修复受损的神经元，进而改善行为能力。

地黄饮子能改善大脑中动脉栓塞（MCAO）模型大鼠的神经功能缺损情况，减小脑梗死体积，减轻脑组织病理改变，进而对脑缺血再灌注损伤大鼠起到保护作用，其作用机制可能与激活Notch信号通路，上调Notch1、Jagged1、Hes1 mRNA的表达，从而促进神经干细胞的增殖有关。

地黄饮子可显著降低脑缺血再灌注大鼠的神经行为学评分，增加大鼠颅内血管直径，改善大鼠脑组织神经元形态，降低大鼠大脑皮质及血清中IL-6、TNF-α、IL-17的含量，增加大脑皮质及血清中IL-10、TGF-β的含量，说明地黄饮子可能通过纠正脑缺血后体内促炎因子与抗炎因子的失衡状态，进而抑制炎症反应，减少脑组织损伤，从而发挥脑保护作用。

地黄饮子可通过抑制脑组织缺血再灌注损伤模型老龄大鼠的血小板活化及自噬，减少血小板聚集与血栓形成，进而减轻脑缺血再灌注对老龄大鼠脑组织的损伤。

（二）对急性脑梗死的作用

地黄饮子可能通过增加急性脑梗死大鼠脑梗死区Bcl-2表达以及抑

制Caspase-3表达，从而减少rt-PA溶栓后急性脑梗死大鼠神经细胞凋亡，起到防治急性脑梗死溶栓后再灌注损伤的作用。

（三）对脑出血的作用

地黄饮子可使脑出血神经功能评分显著改善，显著提高大鼠出血灶周DCX、NeuN、Notch1的表达，说明地黄饮子可诱导脑出血大鼠出血灶周内源性神经干细胞的再生并改善神经功能，其作用机制可能与Notch信号通路有关。

三、对帕金森病的作用

地黄饮子可通过调控理下丘脑-垂体-肾上腺（HPA）——轴功能，降低帕金森病肾虚证模型大鼠脑组织中MAO、Lipo含量，提高脑组织抗氧化能力，减缓多巴胺神经递质的降解速率，抑制黑质区多巴胺能神经元的损伤等对帕金森病肾虚证模型大鼠产生治疗作用。

地黄饮子可明显提高阿尔茨海默病（AD）、帕金森病（PD）大鼠血清中T-SOD含量，明显降低LPO含量，说明降低脂质过氧化物、提高总超氧化物歧化酶含量可能是基于"异病同治"理论的地黄饮子治疗阿尔茨海默病和帕金森病病证结合模型大鼠的机制之一。

采用地黄饮子含药血清对PD模型大鼠进行灌胃，可缩短爬杆时间、提高悬挂评分、增加旷场运动总距离、提高旷场活动平均速度，提高粪便含水量和小肠炭末推进率，并提高肠道菌群AWCD值和Shannon指数，说明地黄饮子含药血清可改善PD肾虚证模型小鼠行为学和胃肠动力，并可改善小鼠肠道有益菌群数量，丰富肠道菌群多样性。

地黄饮子对肾虚证帕金森病模型小鼠Firmicutes下各属水平的菌群影响较大，并可降低小鼠纹状体与中脑黑质中α-syn的相对含量及其mRNA的含量，说明地黄饮子治疗肾虚证帕金森病可能是通过调节小鼠α-syn的表达，改善其运动障碍及肠道菌群组成结构。

四、对血管性痴呆的作用

地黄饮子可使改良后2-VO+硝普钠降压法致血管性痴呆（VD）模型大鼠水迷宫中定位航行路径明显延长、60s内穿越平台次数显著增加、60s内首次穿越原平台时间显著缩短，还可降低VD大鼠大脑皮质NO、NOS的含量，进而对VD模型大鼠的学习记忆能力产生改善作用。

地黄饮子可减轻VD大鼠大脑皮质和海马各区病理损伤状况，显著降低c-fos、nNOS表达，说明地黄饮子可通过降低c-fos表达，抑制神经细胞凋亡而发挥神经保护作用，并可通过抑制nNOS表达和减少NO的释放，减轻其对神经细胞的毒性作用，进而缓解脑缺氧缺血诱发的早期脑损伤而防治血管性痴呆。

五、对骨质疏松的作用

地黄饮子可明显升高去卵巢骨质疏松模型大鼠的子宫指数，改善骨小梁结构紊乱状况，显著降低大鼠股骨Wnt、Wnt1、β-catenin、LRP5等蛋白的表达，可能通过调控Wnt/β-catenin信号通路中重要分子Wnt、Wnt1、β-catenin、LRP5蛋白的表达来改善骨质疏松模型大鼠的骨组织形态，从而发挥对骨质疏松的防治作用。

第二节　地黄饮子各组成药物的药理作用

一、熟地黄

【概述】

本品为玄参科植物地黄的块根，经加工炮制而成。性微温，味甘，归肝、肾经。具有补血养阴、填精益髓之功效。经过不同的炮制过程，其成分的种类和含量有明显的差异。其主要成分中的苷类包括梓醇、二氢梓醇、环烯醚萜、密力特苷、桃叶珊瑚苷、益母草苷、胡萝卜苷及地黄苷A、B、C、D等。此外还含有多种糖类、有机酸、氨基酸、无机元素。

【药理作用】

（一）益智作用

怀庆熟地黄水提液能改善东莨菪碱所致小鼠记忆获得障碍，可明显改善40%乙醇所致小鼠记忆再现障碍，并可明显改善氯化铝致痴呆小鼠和MSG大鼠的学习记忆障碍，其机制可能与降低脑组织AChE活性和葡萄糖含量、升高GABA含量有关。熟地黄可明显改善MSG毁损下丘脑弓状核模型大鼠学习记忆能力，其机制与降低血浆皮质酮含量，抑制海马GR mRNA表达，提高海马c-fos、NGF的表达有关。熟地黄有效成分甘露三糖可保护大鼠海马神经细胞免遭高浓度皮质酮的损伤，并可通过调节学习记忆信号转导途径中重要蛋白GCR、BDNF、SGK的表达进而改善高浓度皮质酮致学习记忆功能退化。

（二）抗氧化作用

熟地黄对慢性温和性应激（CMS）小鼠具有很好的抗氧化作用，能有效减少由CMS所致小鼠胃溃疡的产生和恶化，降低肝组织中丙二醛含量，提高总抗氧化能力、超氧化物歧化酶活性和过氧化氢酶活性。熟地黄的氯仿及乙醇提取液均可明显提高D-gal诱导衰老模型小鼠脑组织中的NOS和SOD活性，增加NO含量，明显降低LPO含量，从而发挥延缓衰老的作用。

（三）抗疲劳作用

熟地黄提取液可显著延长小鼠爬杆时间和小鼠负重游泳时间，明显提高肝组织SOD含量，对小鼠疲劳具有明显的改善作用。

（四）对造血功能的作用

应用环磷酰胺腹腔注射和综合放血构建小鼠血虚模型，观察地黄不同炮制品对血虚小鼠外周血象、CFU-E、BFU-E和CFU-GM的影响，研究发现熟地黄主要通过刺激红系造血祖细胞升高外周血红细胞水平而达到补血作用。长期服用熟地黄可使小鼠造血干细胞的数量增加、功能明显改善，促进辐射所致骨髓抑制小鼠造血干细胞的恢复。

（五）对免疫系统的作用

熟地黄多糖可显著提高绵羊红细胞抗体水平、卵清蛋白抗体水平和IL-2激发水平，对正常小鼠免疫功能具有增强作用。

（六）对心血管系统的作用

熟地黄提取物溶液可使大鼠体内EPCs数目增多，并可活化EPCs功能，在骨髓来源中此效应更明显。熟地黄可改善心梗模型大鼠心梗后心肌细胞的缺血坏死和凋亡，通过促进血管新生改善梗死心肌的血供，保护梗死后的心室功能，进而改善预后。熟地黄可增加大鼠心肌梗死后骨髓动员到外周血的EPCs数量，并保持EPCs的较高活性，促进其参与管腔形成，同时可保持骨髓EPCs数量的相对稳定，且治疗作用大多发生在心肌梗死的慢性恢复期，并且体内、体外实验研究表明熟地黄可上调SDF-1α/CXCR4的表达而激活EPCs。

（七）对生殖系统的作用

熟地黄多糖促进高大鼠卵巢颗粒细胞的增殖。

（八）对骨质疏松的作用

熟地黄能抑制骨吸收，减少去卵巢大鼠骨量的丢失，对骨质疏松症具有一定的防治作用。

二、山茱萸

【概述】

本品为山茱萸科植物山茱萸的干燥成熟果肉。性微温，味酸、涩，归肝、肾经。具有补益肝肾、涩精固脱之功效。主要成分包括环烯醚萜及其苷、三萜、黄酮、鞣质、有机酸、多糖等。环烯醚萜苷类主要有山茱萸苷（即马鞭草苷）、马钱苷、獐牙菜苷、莫诺苷、脱水莫诺苷元、7-脱氢马钱素、山茱萸新苷等，其中马钱苷与莫诺苷含量最高。有机酸类及其酯类衍生物主要有没食子酸、原儿茶酸、苹果酸、酒石酸和3，5-二羟基苯甲酸等；五环三萜酸及其酯类衍生物包括熊果酸、齐墩果酸、2-羟基熊果酸。除此之外，还含有挥发性成分、矿物质、氨基酸等。

【药理作用】

（一）抗氧化和抗衰老作用

山茱萸乙醇提取物对黄嘌呤氧化酶活性和活性氧生成有抑制作用，与脂多糖（LPS）处理组相比，100μg/ml中药提取物处理组抗氧化酶、锰超氧化物歧化酶（MnSOD）、铜/锌超氧化物歧化酶（CU/Zn-SOD）、谷胱甘肽过氧化物酶和过氧化氢酶的表达增加。山茱萸果核抗氧化作用比果肉更强，其中具有抗氧化作用的主要是没食子酸和没食子酸甲酯。

山茱萸环烯醚萜苷G能降低14月龄SAMP8小鼠的老化指数评分，提高存活率，改善转棒实验中运动协调能力，增加突触相关蛋白表达，并能减轻SAMP8小鼠纹状体区tau蛋白在Thr205和Ser396位点的过度磷酸化，降低APP相关代谢蛋白和坏死性凋亡相关蛋白的表达，起到延缓衰老的作用。

山茱萸多糖可以通过降低NO自由基和IL-6含量，提高IL-1、IL-2含量，改善机体免疫功能，对D-半乳糖致衰老小鼠起到延缓衰老的作用。山茱萸中维生素C、维生素E和硒等有清除自由基和抗衰老作用。

（二）神经保护作用

山茱萸环烯醚萜苷能够减少APP/PS1/tau三转基因小鼠脑内Aβ沉积，增加BDNF在脑内的表达，抑制tau蛋白的过度磷酸化，从而达到增强神经细胞合成蛋白质的功能，减少神经元损伤，保护神经元的作用。山茱萸环烯醚萜苷能够促进SAMP8小鼠内源性神经营养因子（NTFs）的产生，改善微环境，减轻钙离子（Ca^{2+}）超载，抑制炎性因子，进而抑制神经元凋亡，对神经有保护与修复作用。

莫诺苷可以促进缺血性脑损伤后Wnt7a表达，抑制APC表达，进而激活Wnt信号通路，增加脑缺血再灌注后皮层Wnt信号通路相关转录因子Ngn2、Pax6的表达，促进神经干细胞增殖和分化，促进神经发生。莫诺苷还可通过调节局灶性脑缺血后血管生成素1（Ang-1）及其内皮特异性酪氨酸激酶受体（Tie-2）的表达，在一定程度上改善脑内神经血管单元微环境，从而起到促进血管新生的作用。莫诺苷能显著促进人胚胎神经干细胞（NSCs）的增殖以及向神经元方向的分化，减少细胞凋亡，该作用机制可能与酪氨酸激酶EphB4信号通路有关。莫诺苷可增加人神经母细胞瘤细胞（SH-SY5Y）轴突长度和胞体面积，促进细胞生长，具有神经细胞营养作用，其机制可能与促进内源性NTFs产生有关，通过促进细胞分化、再生、细胞损伤后修复等使部分细胞在应激性损伤后得以存活。莫诺苷还能抑制脑缺血后CyclinD1和CDK6表达，进而阻止神经元进入异常细胞周期，从而起到保护神经元的作用。

（三）对免疫系统的作用

山茱萸多糖可明显提高小鼠腹腔巨噬细胞吞噬百分比和吞噬指数，显著促进小鼠溶血素的形成以及小鼠淋巴细胞的转化。山茱萸生品多糖和制品多糖可提高免疫低下小鼠的碳粒廓清指数K和吞噬指数α，增加血清HC_{50}值，明显改善小鼠的脾淋巴细胞增殖反应，对非特异性免疫、体液免疫以及细胞免疫功能均有明显促进作用，且山茱萸经酒蒸制后，其多糖的药效显著增强。山茱萸总苷可显著抑制NIH小鼠单核吞噬系统对刚果红的廓清及角叉菜胶所致大、小鼠足爪肿胀，具有良好的抗炎免疫抑制作用。

（四）对造血功能的作用

山茱萸多糖可明显提高环磷酰胺腹腔注射致白细胞减少症模型小鼠白细胞数、红细胞数、血红蛋白浓度、骨髓有核细胞数及DNA含量，可能改善骨髓造血功能。

（五）抗肿瘤作用

山茱萸多糖可抑制人宫颈癌HeLa细胞增殖，促进该细胞凋亡，作用机制可能与其下调Bcl-2表达有关。山茱萸多糖可抑制肝癌HepG2细胞增殖，促进其凋亡，作用机制可能与通过上调Klotho表达进而抑制PI3K/AKT通路活化有关。山茱萸多糖对S180有明显的瘤抑制作用，可使外周血CD_4^+T细胞表达增加、CD_8^+T细胞表达降低，提高IL-2水平、降低IL-4水平，通过调节荷瘤小鼠异常的免疫状态而发挥抗肿瘤作用。山茱萸提取物在体内外对Lewis肺癌细胞均有抑制作用，其作用机制与诱导肿瘤细胞凋亡和干扰细胞周期分布有关。

（六）对心血管系统的作用

山茱萸多糖可显著减轻大鼠心肌缺血再灌注损伤，其机制与减轻氧化应激，抑制细胞内钙超载有关。山茱萸有效成分马钱苷和莫诺苷均能促进Bcl-2蛋白表达，抑制Bax蛋白表达和Caspase-3酶活性，具有促进心肌细胞增殖、抑制心肌细胞凋亡、保护心肌细胞的作用。莫诺苷和马钱苷还可改善高脂饮料喂养配合一次性腹腔注射链脲佐菌素（STZ）致2型糖尿病小鼠模型心肌细胞排列，使心肌纤维间隙变窄，从而对糖尿病小鼠心肌有一定的保护作用。

山茱萸总苷及多糖可降低急性心肌梗死大鼠心肌组织中炎症因子IL-6的表达，山茱萸多糖可显著升高IL-10的表达，山茱萸通过调节促炎因子和抗炎因子的平衡，减轻梗死心肌组织中的炎症细胞浸润，抑制炎症反应，减少心肌损伤面积，进而有效改善急性梗死后大鼠的心脏功能，实现山茱萸对心肌缺血的保护作用。

（七）抗糖尿病作用

山茱萸总萜可显著降低尾静脉注射STZ致SD大鼠胰岛素缺乏糖尿

病模型血糖、血清胰岛素、HbA1c和GSP水平，显著改善其淀粉糖耐量和葡萄糖耐量，从而抑制葡萄糖体内吸收、促进葡萄糖利用，通过非胰岛素依赖途径发挥降糖作用。

山茱萸总萜在给药4周后可明显降低db/db小鼠的空腹血糖，给药10周后明显降低小鼠血清中总胆固醇、甘油三酯及糖化血清蛋白水平，明显改善小鼠的葡萄糖耐量和灌胃淀粉糖耐量，从而调节体内糖、脂等代谢过程，对糖尿病具有一定的治疗作用。

山茱萸环烯醚萜苷类特征成分马钱苷、莫诺苷均可减轻AGEs诱导的人脐静脉内皮细胞（HUVEC）损伤，促进HUVEC的增殖；同时，马钱苷、莫诺苷可明显下调HUVEC中AGE蛋白的表达，有效抑制NF-κB的表达，减少单核细胞趋化蛋白-1（MCP-1）和血管细胞黏附因子-1（VCAM-1）的分泌，抑制炎性反应，改善内皮细胞功能，最终达到治疗糖尿病的目的。

山茱萸环烯醚萜苷在4周给药治疗后，可使FBG显著降低、FINS、ISI、HDL-C显著升高，IRI、T-CHO、TG、LDL-C显著降低，OGTT及各脏器指数得到一定程度改善，又可通过改善糖脂毒性，刺激胰岛B细胞或者修复损伤的胰岛B细胞，使其释放更多的胰岛素降低血糖，并能降低TNF-α、IL-6、CRP、MDA含量，升高SOD含量，通过减少肝脏组织炎症因子的含量，减轻脂质过氧化，提高抗氧化酶的活性，减少氧化应激对组织的损伤，进而增强组织抗氧化能力，通过多靶点改善胰岛素抵抗作用而降低血糖，可明显改善糖尿病小鼠肝细胞和胰腺细胞的病变程度，显著上调小鼠骨骼肌GLUT-4、INSR、PI3K及PKB mRNA表达，进而通过上调胰岛素信号通路中关键靶基因的表达量，改善小鼠胰岛素抵抗而治疗糖尿病。

（八）保肝作用

对醋氨酚致急性肝损伤模型小鼠的研究发现，山茱萸药材不同部位提取物均可以不同程度地保护肝脏，并且山茱萸果核提取物的效果较好，其保肝机制可能与抗氧化应激反应有关。

山茱萸环烯醚萜苷可明显降低D-Gal N联合TNF-α致人源性肝细胞L-02损伤模型细胞凋亡率，提高损伤细胞的活性，明显提高SOD、T-AOC含量，降低损伤细胞中内质网应激关联蛋白p-PERK、p-eIF-2α及凋亡关联蛋白Caspase-3的表达，对肝细胞损伤具有保护作用，其作用机制可能与山茱萸环烯醚萜苷可以提高受损细胞的活性，降低内质网应激造成的损伤，降低相关凋亡基因的表达有关。

山茱萸总苷可降低急性免疫性肝损伤模型小鼠的肝脏、脾脏指数，降低肝组织匀浆中 TNF-α、IFN-γ、IL-1 和 IL-6 含量，增加 SOD 含量，抑制小鼠血清中 ALT、AST 和 OCT 含量的升高，对于免疫性肝损伤具有一定干预和治疗作用，其作用机制可能与增强清除自由基能力和抗氧化能力、抑制炎症因子表达及免疫调节有关。

三、巴戟天

【概述】

本品为茜草科植物巴戟天的干燥根。性微温，味甘、辛，归肾、肝经。具有补肾强骨、祛风除湿之功效。主要成分包括糖类、环烯醚萜苷类、蒽醌类、氨基酸类、挥发性成分等。

【药理作用】

（一）抗衰老作用

巴戟天醇提物可使 D-半乳糖致衰老大鼠小脑组织 SOD 活性明显增加，MDA 含量显著降低，浦肯野细胞凋亡指数显著降低，Bcl-2 蛋白表达显著升高，Bax 蛋白表达显著降低，具有抗氧化作用及抗凋亡作用，其抗凋亡作用可能与 Bcl-2 蛋白和 Bax 蛋白表达变化有关。巴戟天醇提物还可减少小鼠跳台错误次数，增加水迷宫穿越次数，提高小鼠血清及脑组织中 SOD、CAT、GSH-Px 活力，降低 MDA 含量，提高衰老小鼠脑、胸腺、脾脏、睾丸及附睾指数，减少细胞凋亡，对 D-半乳糖致衰老模型小鼠具有较好的抗衰老作用。巴戟天醇提取物可明显升高 D-半乳糖致衰老模型大鼠胸腺指数、脾脏指数、T 淋巴细胞转化指数、B 淋巴细胞转化指数、IL-2 水平以及 CD_{28}^+ 淋巴细胞数，证明巴戟天醇提物能够增强 D-半乳糖致衰老大鼠的免疫功能，可能具有延缓衰老的作用。

巴戟天水提液能使力竭性负重游泳小鼠脑组织中肾上腺素、去甲肾上腺素、多巴胺含量均升高，使 5-HT 含量降低，通过改变脑内单胺类神经递质含量而起到益脑的作用。巴戟天对老龄小鼠红细胞 C3b 受体花环率、红细胞免疫复合物花环率、脾淋巴细胞增殖反应、IL-2 活性均有明显的恢复作用，可通过改善免疫功能发挥抗衰老作用。

（二）抗痴呆作用

巴戟天低聚糖能明显缩短 $A\beta_{25-35}$ 致痴呆大鼠 Morris 水迷宫中定位航行潜伏期，明显延长第一象限游泳时间，使单胺类神经递质水平升高，海马 CA1 区椎体细胞和神经元数量增多，大脑皮质和前脑基底核神经元计数增多，说明其可明显提高痴呆大鼠学习记忆能力，其机制可能与提高单胺类神经递质水平和抑制大脑神经元凋亡有关。巴戟天低聚糖还可使 $A\beta_{25-35}$ 致痴呆大鼠乙酰胆碱水平升高、乙酰胆碱酯酶水平降低和脑能量代谢关键酶 Na^+/K^+–ATP 酶活性升高，通过提高抗氧化能力、激活脑能量代谢以及改善胆碱能系统损伤等作用而改善 $A\beta_{25-35}$ 致痴呆模型大鼠症状。

巴戟天提取物可明显抑制药物处理后引起的醛糖还原酶（AR）活性增高，明显降低血清糖化血红蛋白（HbA1c）、果糖胺（FRA）、晚期糖基化终末产物（AGEs）和糖基化终末产物受体（RAGEs）含量，具有改善 D–半乳糖诱致小鼠学习记忆障碍的作用，其作用机制可能与减少糖基化对脑神经细胞的损伤有关。

生巴戟天、盐巴戟天水提物可使三氯化铝诱导老年痴呆小鼠的逃避潜伏期显著减少，穿越次数显著增加，脑组织 SOD 活性与 NE、DA、5–HT 含量显著增高，MDA 活性显著降低，且盐巴戟天的作用显著优于生巴戟天，研究结果说明生巴戟天与盐巴戟天水提物均能提高抗氧化能力，提高单胺类神经递质含量，进而改善老年痴呆小鼠学习记忆能力。

巴戟甲素可显著缩短 APP/PS1 双转基因小鼠 Morris 水迷宫定位航行试验中逃避潜伏期，显著增加小鼠空间探索实验中穿越原平台位置的次数以及在平台所在象限停留的时间，在新物体识别测试中增加对新物体的偏好指数，高剂量巴戟甲素可显著降低小鼠脑内 $A\beta$ 生成相关蛋白 BACE1、核转录因子 NF–κB 和神经炎症因子 TNF–α、IL–1β 的表达水平，显著升高降解相关蛋白 NEP 和 IDE，神经营养因子 BDNF 和 NGF，以及与突触结构相关的蛋白 SYN、PSD–93 和 PSD–95 的表达水平，使小鼠脑内 $A\beta_{1-42}$ 含量和老年斑显著减少，巴戟甲素可能通过调控 APP/PS1 双转基因小鼠脑中 $A\beta$ 代谢、神经营养因子水平、神经炎症因子表达以及维持突触结构的稳定性，发挥保护中枢神经系统的作用。

（三）抗抑郁作用

腹腔注射巴戟天多糖可降低 SD 大鼠抑郁模型 T 迷宫错误次数、血清MDA浓度，使血清SOD水平和海马区神经元水平升高，说明其可改善SD大鼠抑郁模型的认知障碍，通过减少海马区神经元损伤而发挥抗抑郁作用。巴戟天寡糖可增强抑郁大鼠对糖水的偏爱，显著降低强迫游泳不动时间，明显提高大鼠海马区脑源性神经营养因子、糖原合成酶激酶3β及突触蛋白（包括谷氨酸受体亚单位-1、突触蛋白-1、突触后致密物-95）的表达。巴戟天对慢性应激大鼠具有明显的微生态调节作用，其可能通过调节有益菌种优势度、菌群丰度、均匀度及微生物代谢发挥抗抑郁作用。

（四）抗肿瘤作用

巴戟天水提物能显著抑制EAC肿瘤细胞、S180肿瘤细胞及肝癌细胞的生长，其作用机制可能与促进凋亡蛋白Bax的表达，抑制凋亡蛋白Bcl-2的表达有关。巴戟天含药血清能有效抑制人骨肉瘤MG63细胞增殖，显著增加MG63细胞JNK总蛋白及磷酸化p-JNK蛋白的表达，上调p-Bad和Cleaved caspase-3蛋白表达。巴戟天水提液对体外培养骨肉瘤细胞EGFR和HER-2蛋白表达具有显著抑制作用，具有一定抗骨肉瘤作用。

巴戟天乙醇提取物和巴戟天生药能不同程度抑制人源结肠癌细胞HCT-116致小鼠移植瘤模型体积的增长，降低移植瘤的重量和降低血清前列腺素E_2（PGE_2）的水平，可显著下调肿瘤组织VEGF、HIF-1α和COX-2蛋白表达水平，免疫荧光检测显示其能显著增加iNOS的表达水平和iNOS/CD206的比例，表明巴戟天乙醇提取物和巴戟天生药对小鼠体内的移植瘤发生有抑制作用，可能与其下调VEGF、HIF-1α和COX-2/PGE_2信号通路的表达、增强巨噬细胞向M1型极化有关，发挥抑制肿瘤血管新生的作用，从而影响结肠癌移植瘤的发生和发展。

（五）对免疫系统的作用

生晒巴戟天和盐制巴戟天可提高CO^{60}钴射线照射小鼠的血浆SOD及GSH-Px水平，降低MDA含量，并对ConA诱导小鼠淋巴细胞转化、NK细胞活性均有明显的提高，表明巴戟天具有抗氧化和增强免疫的功能。巴戟肉和盐制巴戟天均可使免疫抑制小鼠血清TNF-α、INF-γ、IL-2、IL-6、IL-10水平，胸腺和脾脏指数，血液红细胞和白细胞数量，CD_4^+/CD_8^+值不同程度地升高，改善免疫低下小鼠的免疫功能，且盐制后巴戟天的作用增强。

研究表明，巴戟天提取物（MOH）浓度在20μg/ml范围内可以促进脂肪干细胞（ADSCs）增殖；ADSCs、MOH、ADSCs+MOH均可明显改善B6.MRL/lpr小鼠的肾脏病理结构，调节肾脏的免疫炎性因子，降低抗dsDNA抗体、尿蛋白的浓度，而ADSCs+MOH联合治疗效果最明显。巴戟天多糖可使胆总管结扎所致阻塞性黄疸模型大鼠CD_4^+T细胞明显增多、CD_8^+T细胞明显减少及CD_4^+/CD_8^+值显著升高，对梗阻性黄疸大鼠T细胞的免疫平衡具有改善作用。

（六）促进血管生成作用

巴戟天糖链（MOO）可使急性心肌梗死（AMI）模型大鼠微血管密度（MVD）、血管内皮细胞生长因子（VEGF）、碱性成纤维细胞生长因子（bFGF）灰度值增加，可促进AMI大鼠缺血心肌的血管生成，其机制可能与上调缺血心肌VEGF、bFGF蛋白的表达有关。MOO能显著提高缺氧复氧损伤后人脐静脉内皮细胞（HUVEC）Notch信号转导通路中Notch1、Jagged1等主要信号分子蛋白表达，从而影响Notch信号通路的作用，是其促进治疗性血管新生的重要机制。MOO可明显减轻缺氧/复氧（H/R）对血管内皮细胞的损伤，促进细胞增殖，有效促进损伤的内皮细胞迁移和小管形成，促进HUVEC的血管发生，其机制可能与ERK1/2蛋白磷酸化有关。

巴戟天提取物对斑马鱼破损节间血管的生长具有修复促进作用，不同产地巴戟天在促血管生成作用上存在明显的地域性差异，广东高要、广东郁南等地巴戟天提取物促斑马鱼血管生长效果明显优于其他产区。

（七）抗骨质疏松作用

巴戟天多糖可使骨质疏松模型大鼠5-HT、VEGF的含量升高，改善血清P水平，对骨质疏松症起到治疗作用。采用血清代谢组学方法研究巴戟天对卵巢切除骨质疏松大鼠的内源性代谢物作用，结果发现巴戟天可明显升高骨密度和骨最大载荷，并确定了与去卵巢后骨质疏松症相关的28种代谢物和5条代谢通路，经巴戟天干预可回调硬脂酸及尿嘧啶等代谢物含量，与不饱和脂肪酸的生物合成及嘧啶代谢等代谢途径相关，说明巴戟天能改善大鼠去卵巢后骨质疏松，其作用机制可能与巴戟天调节机体紊乱的脂代谢及核酸代谢等有关。巴戟天提取物可使去卵巢骨质疏松模型大鼠骨密度、骨钙含量、血清雌二醇含量显著上升，碱性磷酸酶含量明显降低，有效阻止骨丢失，促进钙沉积，从而改善骨质疏松，其机制可能与调节雌性激素水平有关。巴戟天总蒽醌可降低骨转换生化指标，较好地防治去卵巢大鼠的骨质疏松，但其作用机制不同于雌二醇。

（八）对生殖系统的作用

巴戟天水提物可促进微波辐射大鼠睾丸修复和精子的生成，巴戟天醇提物可改善损伤的大鼠睾丸生精细胞形态，但对精子的生成作用不明显，巴戟天用药后能使微波辐射损伤的下丘脑促性腺激素释放激素表达降低，且巴戟天水提物治疗效果要优于巴戟天醇提物。

巴戟天萃取物（MO）对环磷酰胺（CTX）诱导睾丸损伤模型大鼠具有修复作用，其作用机制可能与巴戟天萃取物能促进睾丸卵泡刺激素受体（FSHR）的高表达有关，且30g/（kg·d）浓度效果最佳。MO对CTX诱导生精障碍大鼠睾丸具有改善睾丸生精小管的结构，促进精子发生和间质细胞分泌睾酮的功能。MO还可对CTX诱导生精障碍大鼠睾丸支持细胞起到保护作用，进而修复睾丸的生精功能。

巴戟天多糖可促进实验性精索静脉曲张大鼠生精功能，减轻精索静脉曲张对生精上皮及紧密连接的损伤，其作用可能是通过降低左侧睾丸内细胞因子TNF-α、TGF-β_3水平及调节紊乱的激素水平实现的。巴戟天多糖对手术所致精索静脉曲张大鼠睾丸生精功能具有修复作用，可改善支持细胞结构，调节其功能，促进精子的发生、成熟。

四、肉苁蓉

【概述】

本品为管状花木列当科植物肉苁蓉的干燥带鳞叶的肉质茎。性温，味甘、咸，归肾、大肠经。具有补肾阳、益精血、润肠通便之功效。主要成分包括苯乙醇苷类、环烯醚萜类、木质素及其苷类、糖类、挥发性成分等。由于苯乙醇苷类化合物中松果菊苷和毛蕊花糖苷含量较高，且具有多种药理活性，所以松果菊苷和毛蕊花糖苷的含量通常被选作评估肉苁蓉质量的标准。除此之外，还有氨基酸和微量元素等。

【药理作用】

（一）抗衰老作用

肉苁蓉不同炮制品能明显降低衰老模型大鼠MDA、NO含量，升高

SOD含量，提高脾脏指数、胸腺指数，减轻脾脏的病理损伤，且制品肉苁蓉优于生品肉苁蓉，说明肉苁蓉不同炮制品具有不同程度的抗衰老和免疫调节作用。

肉苁蓉水提液可提高衰老模型大鼠肝脏抗氧化能力、Ca^{2+}–ATP酶活性，降低肝线粒体MDA含量、PLA2活性，通过提高肝脏抗氧化作用，减少脂质过氧化物，减轻线粒体氧化损伤，进而发挥抗衰老作用。

肉苁蓉苯乙醇苷可降低D–半乳糖致衰老模型小鼠的学习和记忆错误次数，缩短学习反应期，延长记忆潜伏期，显著提高小鼠血清、脑组织SOD活性，降低肝组织、血清MDA含量，说明肉苁蓉苯乙醇苷具有提高学习记忆能力、提高机体免疫力和抗氧化的作用，从而起到抗衰老的作用。

肉苁蓉总苷可明显提高亚急性衰老小鼠血清SOD活性，明显降低小鼠脑、肝中脂质过氧化物（LPO）的含量，说明肉苁蓉总苷具有抗氧化作用，可起到延缓衰老的作用。

肉苁蓉多糖（CDPS）可提高亚急性衰老小鼠血液和肝脏组织中SOD含量，降低LPO含量，具有明显的抗脂质过氧化功能，可改善亚急性衰老小鼠组织脂质过氧化损伤。CDPS可明显缩短D–半乳糖致衰老模型小鼠在水迷宫实验中逃避潜伏期和第1次到达站台时间，增加穿越站台次数，使小鼠在跳台实验中下台潜伏期显著延长、错误次数减少，使小鼠脑组织SOD活性增加、MDA含量下降，使小鼠海马CA1区神经元数量增加、病理改变减轻，使小鼠海马区CREB表达水平显著增加，说明CDPS可以改善D–半乳糖致衰老模型小鼠的学习记忆能力，其作用机制可能与上调CREB的表达有关。CDPS能明显改善Morris水迷宫实验中D–半乳糖所致衰老模型小鼠学习记忆能力，CDPS给药24小时可剂量依赖性地提高细胞核内p-CREB水平、增加PKA和cAMP活性、提高BDNF水平，体外实验发现其还可促进PC12细胞分泌多巴胺、去甲肾上腺素和谷氨酸等神经递质，说明CPDS对D–半乳糖致衰老模型小鼠的学习记忆能力具有明显改善作用，其作用机制可能与上调 cAMP/PKA/CREB/BDNF信号通路，提高兴奋性神经递质含量有关。CDPS可降低D–半乳糖致衰老小鼠血清尿素氮（BUN）、乳酸（LA）含量，增加肝糖原和肌糖原含量，增强抗自由基损伤能力，对该衰老小鼠模型具有抗疲劳的作用。

（二）抗痴呆作用

基于网络药理学研究肉苁蓉治疗血管性痴呆的作用机制，从肉苁蓉中筛选出 4 个有效成分，60 个血管性痴呆作用靶点，肉苁蓉治疗该病的核心基因主要有 *IL-6*、*VEGFA*、*EG-FR*、*CASP3*、*MYC*、*CCND1*、*FOS*、*PPARG*、*AR*、*RELA*、*NOS3*、*ICAM1* 等，中药–疾病靶点涉及的 GO 功能主要包括 DNA 结合转录激活活性、核受体活性、转录因子活性、直接配体调节的序列特异性 DNA、乙酰胆碱受体活性、泛素蛋白连接酶结合、RNA 聚合酶Ⅱ转录因子结合等。中药–疾病靶标涉及的 KEGG 通路主要包括流体剪切应力与动脉粥样硬化信号通路、前列腺癌信号通路、糖尿病并发症中 AGE-RAGE 信号通路、肿瘤坏死因子信号通路、癌症中的蛋白多糖信号通路、PI3K-Akt 信号通路、肝细胞癌信号通路、细胞凋亡信号通路、丙肝信号通路等。

肉苁蓉总苷（GCs）可使血管性痴呆（VD）模型大鼠学习记忆能力得到明显改善；对海马组织进行蛋白质组学分析发现共有 15 个差异蛋白点，最终鉴定上调蛋白 2 个：热激蛋白 75 和肌动相关蛋白 3，下调蛋白 1 个：角蛋白，Ⅱ型细胞骨架 6A，功能涉及抗氧自由基、能量代谢、信号转导、神经元极性和轴突形成等多个病理生理过程；免疫组化结果显示 GCs 治疗后 tau 蛋白磷酸化水平明显下降，可改善微管组装活性，从而进一步改善神经递质的合成、转运、摄取与释放。GCs 能够降低海马背侧注射 $A\beta_{25-35}$ 致 AD 模型大鼠海马组织中 AChE 活性与 Ca^{2+} 含量，维持脑内乙酰胆碱的正常水平并改善学习记忆能力。GCs 能提高 SAMP8 小鼠空间学习记忆能力，降低脑组织 MDA 含量，提高 SOD、GSH-Px 活性以及海马锥体细胞的存活率，对脑损伤的保护作用机制可能与增强自由基清除酶活性、减轻脂质过氧化反应，从而提高海马锥体细胞存活率有关。

肉苁蓉苯乙醇苷可明显改善 APP/PS1 小鼠认知功能障碍，通过减少小鼠海马 $A\beta_{1-42}$、$A\beta_{1-40}$ 的生成，从而影响 $A\beta$ 级联反应以保护神经元，还可改善胰岛素信号通路转导障碍，调节脑能量代谢，表现出潜在的抗 AD 活性。

（三）抗疲劳作用

肉苁蓉可延缓力竭游泳大鼠运动性疲劳的产生并抑制大鼠脑组织脂质过氧化的程度和线粒体氧化损伤，提高力竭游泳大鼠运动能力和心肌线粒体抗氧化酶活性，减轻自由基对心肌线粒体膜与肌浆网膜造成的损伤，从而抑制大强度力竭运动造成的心肌线粒体氧化损伤，进一步延缓疲劳的发生，显著作用剂量为6.01g/kg。肉苁蓉还可减轻血清睾酮水平受高强度运动量的影响，促进蛋白质合成，抑制氨基酸和蛋白质分解，提高运动训练大鼠血红蛋白含量和糖原的储备。肉苁蓉可使皮下注射氢化可的松致肾阳虚疲劳模型小鼠体质量明显增加、自主活动次数增多、运动时间显著延长，使小鼠运动后血乳酸（LAC）、尿素氮（BUN）含量降低，对肾阳虚小鼠具有明显的抗疲劳作用。

（四）神经保护作用

肉苁蓉多糖（CDPS）可提高D-半乳糖致衰老小鼠SOD和GSH-Px活性，降低MDA含量，增强神经细胞对DNA损伤的修复能力，使Bcl-2基因表达增加，减少凋亡细胞数，对小鼠脑神经细胞具有保护作用。CDPS可使实验性自身免疫性脑脊髓炎（EAE）小鼠脊髓LFB评分降低，脊髓组织内Shh、Ptc-1蛋白及Smo mRNA、Glil mRNA表达水平升高，对EAE小鼠临床症状有改善作用，其作用途径可能与Shh信号通路有关。CDPS能改善6-HODA致帕金森病模型大鼠的临床症状，其作用机制可能与激活Wnt/β-catenin信号通路，抑制GSK-3β活性，进而发挥多巴胺神经保护作用有关。肉苁蓉总苷可使6-HODA急性损伤致PD模型大鼠纹状体细胞外液中DA及其代谢产物DOPAC和HVA含量减少，可用于防治PD。

（五）缺血保护作用

肉苁蓉苯乙醇苷（PhG-RE）可改善心肌组织抗氧化能力和缺血再灌注损伤心肌功能，抑制I/R诱导的细胞凋亡，对I/R诱导心肌损伤的保护作用可能与线粒体途径及激活PI3K/AKT/GSK-3β信号通路有关。肉苁蓉总苷（GCs）可明显保护离体大鼠心脏灌流模型心肌SOD、Se-GSH-Px活性，降低MDA含量，可使再灌注后冠脉流量增加、冠脉阻力降低，促进心肌收缩力恢复，明显减轻心肌超微结构损伤，其机制可能是通过清除氧自由基，防止脂质过氧化而起到减轻缺血心肌再灌注损伤的作用。GCs能明显缩小局灶性脑缺血模型大鼠脑梗死范围，改善神经症状，使脑组织SOD、GSH-Px活性显著升高、MDA含量显著下降，对脑缺血损伤具有神经保护作用，该机制可能与SOD、GSH-Px活性水平升高有关。

（六）抗骨质疏松作用

荒漠肉苁蓉可有效地改善快速老化骨质疏松小鼠（SAMP6）的血清骨钙素（BGP）、骨密度（BMD）、软骨中骨形成蛋白2（BMP-2）水平，对成骨细胞的增殖有明显促进作用。肉苁蓉水提物可使双侧卵巢切除致骨质疏松模型大鼠股骨中段骨密度显著增加，维持骨痂中骨质、骨痂塑形较好且骨折线不明显，使骨小梁规则且厚实，使大鼠血清白介素-1β（IL-1β）水平降低、转化生长因子-β1（TGF-β1）水平升高，说明肉苁蓉水提物可改善骨丢失，促进骨质疏松性骨折的愈合。新疆肉苁蓉提取液可降低M-KOOPG小鼠骨组织中IL-1β、TNF-α的阳性表达，起到抗骨质疏松的作用。肉苁蓉醇提物（CDE）可通过升高去卵巢骨质疏松大鼠血清中碱性磷酸酶、骨钙素及钙离子水平起到治疗骨质疏松的作用。

（七）润肠通便作用

肉苁蓉可提高SD大鼠血清AChE水平，使结肠组织中5-HT、P物质含量显著升高、AQP3含量显著下降，血管活性肠肽水平有上升的趋势；肉苁蓉炮制前后对正常大鼠具有不同程度的润肠通便作用，其中生品的通便作用好于制品。肉苁蓉能使便秘大鼠的采食量、粪便粒数增加，改善粪便性状，增强便秘大鼠小肠推进度，且生品效果优于制品，水提物效果优于粉末；生肉苁蓉组与制苁蓉组比较，大鼠血清胃泌素（GAS）、神经降压素（NT）、结肠胃动素（MTL）、P物质（SP）和血管活性肠肽（VIP）的含量有显著差异，生品组均高于制品组。针对肉苁蓉不同提取部位进行研究，发现总寡糖部位组的SS、AChE、SP和MTL含量有升高趋势，总寡糖部位组的5-HT、VIP和NT含量显著升高，提示总寡糖是肉苁蓉有效作用部位，肉苁蓉的总寡糖具有较好的润肠通便作用，可有效治疗便秘。

（八）对免疫系统的作用

新疆野生荒漠肉苁蓉醇提物可促进卵清白蛋白（OVA）特异性的Th1/Th2免疫反应，尤其促进Th1型反应，具有良好的免疫调节作用，其作用机制可能与激活小鼠DCs成熟，促进IL-4与IFN-γ的分泌，降低Treg水平，调节Th1/Th2免疫反应的动态平衡有关。肉苁蓉多糖对

CCl$_4$致肝郁脾虚模型小鼠体重下降有恢复作用，且对小鼠由CCl$_4$引起的免疫功能低下有改善作用，对免疫器官重量，溶血素值，碳粒廓清速率，血清IgG、IgM、IgA和补体C3、C4，及迟发型超敏反应（DTH）均有调节作用。肉苁蓉多糖可通过改善气管切开插管留置模型大鼠T细胞亚群失衡与刺激机体IL-2的分泌直接起到增强免疫功能的作用，同时减少促炎因子IL-6的释放，从而减轻气切大鼠肺部的炎症反应，促进肺部局部免疫功能的修复。

（九）对生殖系统的作用

肉苁蓉可改善雷公藤多苷（GTW）对雄鼠生殖系统的抑制作用，提高雄鼠睾酮水平和雌鼠受孕率。管花肉苁蓉可显著提高大鼠血清中孕酮和睾酮水平，显著提高类固醇激素合成酶CYP11A1、CYP17A1及其代谢酶CYP3A4的表达。

肉苁蓉苯乙醇苷可对大鼠精子膜的脂质过氧化损伤产生明显的干预作用，对精子膜结构和功能具有显著的保护作用。肉苁蓉苯乙醇苷还可明显提高环磷酰胺致生精障碍小鼠的精子密度和精子存活率、降低精子畸形率，使睾丸组织匀浆中睾酮水平升高，说明肉苁蓉苯乙醇苷对环磷酰胺所致小鼠生精障碍可发挥明显的治疗作用，其作用机制可能与改善睾丸组织中睾酮水平有关。肉苁蓉苯乙醇苷可显著抑制体外氧化损伤精子模型细胞核拉曼光谱强度和峰位移的变化，对氧化损伤人精子DNA具有一定保护作用。

（十）保肝作用

肉苁蓉可使负荷运动小鼠肝糖原含量增加、LDH5同工酶活性降低，具有保护肝脏的作用。肉苁蓉多糖可显著降低CCl$_4$致急性肝损伤模型小鼠血清ALT、AST及肝脏MDA水平，显著提高SOD活性，对小鼠急性肝损伤具有保护作用。

肉苁蓉苯乙醇总苷脂质体可使BSA致肝纤维化大鼠血清层粘连蛋白（LN）、Ⅲ型前胶原（PCⅢ）、透明质酸酶（HA）等含量显著降低，胶原纤维显著减少，肝脏组织胶原蛋白Ⅰ（CollagenⅠ）和胶原蛋白Ⅲ（CollagenⅢ）mRNA表达下降，α-平滑肌肌动蛋白（α-sma）、CollagenⅠ蛋白表达下降，从而对大鼠肝脏起到保护作用。肉苁蓉苯乙醇总苷脂质体可抑制体外培养大鼠肝星状细胞的增殖，促进大鼠肝星状细胞发生凋亡，使细胞阻滞在G0/G1期，其机制可能与肉苁蓉苯乙醇总苷脂质体上调caspase-3和p27蛋白的表达有关。

五、石斛

【概述】

本品为兰科植物石斛的茎。性微寒，味甘，归肺、胃、肾经。具有滋阴、养胃、生津之功效。主要成分包括多糖类、生物碱类、黄酮类、菲类、联苄类、挥发油类、氨基酸及微量元素等。

【药理作用】

（一）抗氧化作用

霍山石斛能明显缓解小鼠的阴虚状态，增加体质量，1g/kg、2g/kg、3g/kg剂量组霍山石斛能提高阴虚小鼠胸腺指数和脾脏指数，降低血清IL-6水平、升高IL-2水平，升高肝组织SOD、GSH-Px和CAT水平、降低MDA水平，且升高SOD、CAT和降低MDA的作用较铁皮石斛明显增强，说明霍山石斛具有增强阴虚状态下机体免疫调节和抗氧化能力的作用，其免疫调节作用和铁皮石斛相当，而抗氧化性要优于铁皮石斛。

（二）降尿酸作用

Lou等采用乙醇对铁皮石斛叶进行提取，提取后用大孔吸附树脂进行纯化，得到铁皮石斛叶大孔树脂提取物（DLE），研究发现DLE可显著改善肝、肾生化指标，尤其可使血清尿酸水平降低，这可能与肝脏中黄嘌呤氧化酶和腺苷脱氨酶的减少有关，也可能是通过抑制NF-κB与TLR4的蛋白表达来减轻肝脏、肾脏和肠道炎症造成的损伤，说明DLE可有效抑制尿酸生成，减少炎症发生。

（三）抗肿瘤作用

霍山石斛中的石斛多糖可通过调节外周血CD_8^+T细胞数量与影响细胞因子 IFN-γ 分泌，从而发挥抑制荷SiHa宫颈癌小鼠肿瘤组织生长的作用。采用铁皮石斛提取物进行抑制癌细胞实验，结果表明在最长时间72h和最大剂量2mg/ml时，铁皮石斛提取物培养液对癌细胞的抑制作用最强，此时癌细胞活力仅为38.52%（$P < 0.001$）。铁皮石斛的主要活性

成分铁皮石斛多糖（DOP）可通过Wnt/β–catenin途径抑制1–甲基–2–硝基–1–亚硝基胍诱导的大鼠胃癌癌前病变的发生，且在DOP干预后鉴定出9种内源性物质，最主要的是甜菜碱，其具有很强的抗氧化活性，可起到抗肿瘤作用。

（四）抗疲劳作用

紫皮石斛可降低力竭小鼠游泳后的血清尿素氮和血清乳酸的水平，使小鼠负重游泳力竭时间延长，表明其具有抗体力疲劳作用。谢唐贵等通过偏最小二乘回归法分析铁皮石斛指纹图谱与其抗疲劳作用的关联性，发现铁皮石斛可延长小鼠力竭游泳时间，证实其具有明显的抗疲劳作用。铁皮石斛和霍山石斛可显著改善阴虚小鼠的身体状况，增长其力竭游泳时长，推测与延长供能时长、降低代谢速率有关。石斛多糖可抑制包括LDH、BUN和MDA等多个疲劳指标，且通过实验证实，相较于红景天提取物，服用石斛多糖的BALB/c小鼠在体重、耐力、食物摄入上相对增加，且T淋巴细胞与B淋巴细胞的细胞变异性更高，表明石斛多糖具有较高的抗疲劳活性。

（五）降血糖作用

石斛提取物对高果糖浆喂养小鼠具有肾脏保护作用，能够发挥降血糖、改善包括血清肌酐等在内的肾功能障碍生物标志物水平的作用。石斛能够促进肝脏葡萄糖代谢基因与Nrf2抗氧化途径基因的表达，进而发挥调节血糖代谢紊乱的作用。DOP可促进糖原合成酶、葡萄糖代谢酶的活化，同时可调节葡萄糖转运蛋白在肌肉和肝脏中的活性。

（六）对免疫系统的作用

铁皮石斛多糖可在细胞免疫与体液免疫方面发挥作用，促进T淋巴细胞和B淋巴细胞的增殖与分化，还能通过促进细胞因子的生成而调节机体免疫系统功能。霍山石斛可减轻环磷酰胺引起的小鼠肝脏和免疫功能的损伤，其作用机制可能与其调节如血清中的谷丙转氨酶等参与免疫相关通路的细胞因子有关。除此之外，霍山石斛对小肠免疫系统和全身免疫系统均具有免疫效应，该作用与其可促进IFN–γ与IL–4 mRNA的转录、翻译过程相关，以上是石斛对特异性免疫的作用。

除了特异性免疫，石斛及其有效成分对机体的非特异性免疫功能也具有一定作用。铁皮石斛制剂可提高小鼠腹腔巨噬细胞的物质吞噬百分率，加强腹腔巨噬细胞的吞噬能力。霍山石斛多糖不同组分均具有促进吞噬细胞非特异性免疫功能的作用，且调节活性各不相同，其原因在于糖苷键的连接方式及多糖的分子量不同。

六、麦冬

【概述】

本品为百合科植物麦冬的干燥块根。性微寒，味甘、微苦，归心、肺和胃经。具有养阴生津、润肺清心之功效。主要成分包括甾体皂苷类、高异黄酮类、多糖类等。

【药理作用】

（一）对消化系统的作用

1.保护胃黏膜　麦冬多糖可对抗乙醇引起的胃黏膜电位差（PD）值下降，增强胃黏膜屏障功能，促进胃黏膜分泌，使胃黏膜增厚，增强胃黏膜屏障作用，还可抑制胃酸和胃蛋白酶的活性，减轻攻击因子对胃黏膜的损伤，可拮抗药物引起的胃黏膜损伤，从而发挥保护胃黏膜的作用。

2.萎缩性胃炎　麦冬多糖可改善胃黏膜的血液循环，对组织细胞增殖产生促进作用，抑制炎性反应，进而治疗萎缩性胃炎。

3.对肠道菌群的作用　不同剂量的麦冬多糖MDG-1可增加肠道菌群多样性，影响肠道菌群代谢，进而达到降脂减肥的作用。

4.胃癌　采用人胃癌MGC-803细胞株进行迁移和侵袭实验，研究发现麦冬皂苷B可有效抑制该细胞的侵袭与迁移的能力，下调MMP-2和MM-9蛋白的表达，从而有效抑制MGC-803癌细胞的增殖、侵袭和转移，说明麦冬皂苷B具有阻止胃癌迁移与侵袭的作用。

（二）对心血管系统的作用

麦冬多糖MDG-1能够增强心肌对缺血缺氧的耐受能力，增加冠脉流量，保护缺血的心肌细胞，并能与机体协同促进心肌缺血再灌注大鼠内皮祖细胞的增殖和分化，降低血中缺血修饰白蛋白含量，最大程度修复缺血损伤的心肌，恢复心脏功能。MDG-1可增加angendorff豚鼠离体心脏缺血再灌注模型的冠脉流量，较快恢复心脏收缩幅度，并抑制因缺血再灌注引起的心率加快，大鼠口服40mg/kg的MDG-1可抑制异丙肾上腺素致心肌缺血模型大鼠血浆LDH含量的升高，但对心电图ST段位移无显著影响，表明MDG-1能发挥拮抗豚鼠离体心脏缺血再灌注损伤的作用，口服MDG-I对异丙肾上腺素致大鼠心肌缺血损伤具有一定保护作用。

麦冬总皂苷及总氨基酸小剂量均可使离体豚鼠心脏心肌收缩力增强，冠脉流量增加，大剂量则抑制心肌，减少冠脉流量。麦冬皂苷D（OPD）可部分逆转阿霉素（DOX）诱导的H9c2细胞内质网应激相关蛋白的表达量上升、细胞线粒体中活性氧（ROS）含量增加、细胞活力下降，明显减轻DOX所致小鼠心脏超微结构异常，说明OPD可通过降低DOX诱导的ROS累积，进而缓解内质网应激而对心肌起到保护作用。OPD可使糖尿病（DM）大鼠心功能增强，心肌病理损伤程度减轻，细胞凋亡率降低，心肌组织Bax与cleaved-caspase 3蛋白表达下调，心肌组织Bcl-2、p-Akt和p-GSK-3β蛋白表达上调，表明OPD可能通过调节Akt/GSK-3β抑制caspase 3通路，从而减轻糖尿病大鼠的心肌损伤。OPD可在一定程度上逆转OPD'引起的心肌细胞损伤，使细胞Fe^{2+}、ROS和GSH-Px含量明显降低，GSH含量明显升高，使铁死亡相关蛋白TFR1、COX2、NOX1、ACSL4和SLC7A11的表达有不同程度的下降，GPX4与FTH1蛋白表达上升，且在$1\sim2\mu mol/L$剂量时效果最佳，表明OPD可干预OPD'引起的铁死亡，从而对大鼠心肌细胞产生保护作用。通过对体外培养心肌细胞H9c2进行研究，发现OPD对心肌细胞缺氧/复氧损伤具有保护作用，其机制可能与抑制*PI3K*基因的表达有关。OPD可在一定程度上预防异丙肾上腺素引起的大鼠心肌细胞损伤，质谱结果显示Fam129a、Pdia6等19个与OPD结合的靶点蛋白分别涉及ERN1传感器结合的未折叠蛋白反应、三羧酸循环以及Nrf2信号转导途径等多个信号通路，OPD可能通过这些靶点蛋白信号通路发挥对心肌细胞的保护作用。

（三）抗炎作用

短葶山麦冬具有抗炎活性，麦冬中的鲁斯可皂苷元可显著抑制细胞之间的黏附作用，进而发挥抗炎活性。

（四）免疫调节作用

川麦冬多糖能明显增加磁场辐射致免疫力低下小鼠白细胞、红细胞、血红蛋白和血小板，增加小鼠胸腺重量，抑制肝和脾的增大，表明其具有修复小鼠在磁场环境下免疫损伤的功能。麦冬多糖可显著提高长期负荷训练大鼠外周血白细胞和淋巴细胞数量，提高CD_4^+T淋巴细胞百分比和CD_4^+/CD_8^+值，提高大鼠血清SIgA、IgM、IgG的含量及SOD水平、降低血清中MDA含量，使胸腺指数和脾指数增加、肝糖原和肌糖原含量得以提高，表明麦冬多糖可提高长期负荷训练大鼠的免疫功能，并抑制过氧化损伤与糖原耗竭。短葶山麦冬多糖（LMP）高剂量组（2.0g/kg）可明显增强S-180荷瘤小鼠巨噬细胞吞噬能力，使小鼠血清中IL-1β含量明显升高，表明LMP可能通过增强免疫功能间接起到抗肿瘤的作用。LMP可使环磷酰胺致免疫低下模型小鼠胸腺指数和腹腔巨噬细胞吞噬率明显增加，血清溶血素、IL-2和TNF-α含量增加，并能明显提高脾淋巴细胞增殖能力与NK细胞活性，表明LMP可增强免疫抑制小鼠的机体免疫功能。

七、五味子

【概述】

本品为木兰科植物五味子的干燥成熟果实。性温，味甘、酸，归肺、心、肾经。具有收敛固涩、益气生津、补肾宁心之功效。主要成分包括木脂素、多糖、挥发油、有机酸等，其中木脂素类成分含量最高。

【药理作用】

（一）对阿尔茨海默病的作用

1.抗氧化 五味子水提取液（SWE）可明显提高APP/PS1小鼠的学习记忆能力，改善大脑皮质神经细胞的形态，减少神经细胞的凋亡，显著降低MDA含量、增强SOD活性，表明SWE对APP/PS1小鼠大脑皮质的神经细胞有一定的保护作用，其作用机制可能与减轻氧化应激造成的损伤相关。华中五味子酮可使Aβ诱导AD模型大鼠在水迷宫实验中从第2天开始的逃避潜伏期缩短，在340nm、恒温55℃条件下，五味子酮干预组OD值增高速度明显快于对照组，说明五味子酮可改善Aβ诱导AD模型大鼠的学习记忆能力，增强大鼠脑组织蛋白热稳定性，对其起到保护作用。五味子可使D-gal致AD模型大鼠下丘脑组织匀浆SOD活性升高、MDA含量降低，HE染色镜下观察其下丘脑切片中淀粉样沉淀较少，表明五味子对AD模型大鼠脑组织具有保护作用，其作用机制可能与抑制自由基对下丘脑的损伤有关。五味子乙素可降低腹腔注射D-gal和氢溴酸东莨菪碱致AD小鼠脑组织过氧化水平，减轻氧化损伤，从而改善小鼠的记忆功能，其作用机制与激活Nrf2信号通路、提高抗氧化酶活性有关。五味子醇甲（SCH）可使APP/PS1小鼠在水迷宫中穿越有效区次数和平台区停留距离显著增加，SCH组HE染色观察皮层仅有部分神经细胞萎缩、减少，其海马细胞排列整齐度尚可、较均匀，较APP/PS1小鼠明显好转，同时可降低ROS含量，下调皮层及海马NF-κB p65蛋白相对表达量，表明SCH可能通过降低ROS含量与抑制NF-κB p65表达起到保护脑组织形态、结构和提高AD小鼠空间探索及记忆能力的作用。

2. Tau蛋白 10和20mg/kg的五味子酸性多糖（SCP-A）可使侧脑室注射$A\beta_{23-35}$致AD模型小鼠避暗实验中潜伏期明显延长、错误次数明显减少，Morris水迷宫中小鼠找到平台时间明显缩短、穿越平台次数和平台区域停留时间明显增加，20mg/kg的SCP-A可使小鼠海马组织中磷酸化蛋白TauSer199、TauSer396和TauSer404表达水平明显降低，GSK-3β表达水平明显降低，磷酸化蛋白GSK-3β Tyr216相对表达水平明显降低，磷酸化蛋白GSK-3β Ser9相对表达水平明显升高，表明SCP-A具有抗AD作用，该作用机制与其调节GSK-3β活性进而降低海马组织中Tau蛋白磷酸化水平有关。

3. 神经保护作用 SCH可使Tau转基因果蝇dTOR mRNA表达水平升高，dS6K和d4E-BP蛋白表达水平降低，提高Tau转基因果蝇嗅觉学习记忆能力，从而改善Tau转基因果蝇AD症状。

4. 改善神经炎症 SCH可改善APP/PS1小鼠的认知障碍并抑制脑组织Aβ的产生，同时抑制小鼠海马中细胞凋亡相关蛋白NLRP1、ACS、cleaved caspase-1、IL-1β和IL-18的表达和NLRP1炎性体的激活，表明SCH通过抑制NLRP1介导的神经元细胞凋亡，从而改善了APP/PS1小鼠的认知功能；体外实验中，SCH可改善$A\beta_{1-42}$诱导的神经元凋亡，使促凋亡因子caspase-3和Bax的表达明显降低，抗凋亡因子Bcl-2的表达明显增加，说明SCH处理可调节$A\beta_{1-42}$刺激的SH-SY5Y细胞中的细胞凋亡相关因子，可抑制$A\beta_{1-42}$诱导的神经元细胞凋亡。SCH可提高APP/PS1小鼠的空间学习记忆能力并降低小鼠脑组织$A\beta_{1-42}$和$A\beta_{1-40}$的水平、抑制脑组织细胞凋亡，还可抑制APP/PS1小鼠$iNOS^+/Iba^+$细胞比例和IL-6表达，同时提高了$Arg1^+/Iba1^+$细胞比例和IL-10表达，在体外研究中，SCH可降低CD16/32$^+$的细胞比例、iNOS和IL-6表达水平，提高小胶质细胞BV2细胞中CD206细胞的比例、Arg1和IL-10表达水平，抑制M1小胶质细胞极化、促进M2小胶质细胞极化，通过调节小胶质细胞极化改善APP/PS1小鼠的认知障碍、减少Aβ沉积和神经元凋亡。

（二）对心血管系统的作用

五味子甲素和五味子酯甲能有效减轻心肌缺血再灌注损伤，降低模型大鼠血清丙二醛含量。琥珀酸是五味子中含有的一种有机酸，研究发现琥珀酸给药后可抑制缺氧/复氧损伤的心肌细胞乳酸脱氢酶漏出、降低凋亡百分数和cleaved caspase-3蛋白的表达，400mg/L琥珀酸还能显著增加心肌细胞的p-Akt蛋白表达，表明琥珀酸可通过激活Akt的磷酸化保护缺氧/复氧损伤的心肌细胞。五味子乙素可通过维持心肌细胞膜完整性、减少乳酸脱氢酶和肌酸激酶的外漏、提高超氧化物歧化酶活性、减少丙二醛的生成来减轻细胞氧化损伤。五味子乙素可提高心肌梗死后小鼠的存活率，改善心脏功能，降低梗死面积，下调炎性细胞因子水平，激活内皮型一氧化氮合酶（eNOS）途径，抑制细胞凋亡与促进细胞增殖，说明五味子乙素对心肌梗死小鼠心脏功能具有保护作用，同时还可减少炎症，抑制凋亡。

（三）降血脂作用

五味子多糖（50mg/kg）可降低高脂饲料喂养诱发高脂血症模型大鼠血清总胆固醇、低密度脂蛋白胆固醇及甘油三酯水平，改善乙酰胆碱引起的内皮依赖性血管舒张反应，增加血清中NO水平，提高胸主动脉内皮细胞NO的表达，并降低血中MDA含量，表明五味子多糖具有降血脂与保护血管内皮功能的作用。

（四）保护中枢神经作用

五味子挥发油对中枢神经系统有调节作用，可增强机体对非特异性刺激的防御能力。五味子醇甲能增强6-羟基多巴胺致PC12细胞损伤模型对谷氨酸的摄取，降低胞外谷氨酸的浓度，并拮抗6-羟基多巴胺对PC12细胞摄取谷氨酸的抑制作用和对细胞存活率的影响，说明五味子醇甲对PC12细胞有保护作用。

（五）镇静催眠作用

五味子乙素可显著提高大鼠外周血中γ-氨基丁酸（GABA）水平，

降低大鼠外周血、大脑皮质、海马和下丘脑的谷氨酸（Glu）水平，导致GABA/Glu比例增加，还可上调大脑皮质、海马和下丘脑中$GABA_A R\alpha1$和$GABA_A R\gamma2$的表达，表明五味子乙素是通过上调$GABA_A$受体的表达，调节外周血和脑组织中GABA和Glu的含量，从而发挥镇静催眠的作用。

（六）降血糖作用

五味子挥发油通过降低脂质过氧化反应副产物水平，增强抗氧化物酶活性，调节凋亡相关基因，促进血清胰岛素分泌，从而降低血糖。从五味子中提取到α-葡萄糖苷酶抑制剂，实验表明其具有良好的降糖作用，可显著降低正常与四氧嘧啶致糖尿病小鼠的血糖水平，减轻肾上腺素引起的高血糖，提高正常小鼠的糖耐量，进而发挥降血糖作用。

（七）抗炎作用

五味子提取物可有效抑制人肺泡上皮细胞A549细胞炎症趋化因子的分泌，在脂多糖诱导的BALB/c小鼠急性气道炎症中，有效抑制肺组织的中性粒细胞和巨噬细胞浸润，表明五味子提取物治疗可以产生体外和体内对肺部炎症的调节作用。五味子乙素以浓度依赖性方式增加脂多糖诱导的人脐静脉内皮细胞炎症模型中Nrf2与HO-1的表达，通过Nrf2 siRNA转染可阻断五味子乙素对TNF-α和IL-8产生的抑制，表明五味子乙素可通过激活Nrf2信号通路抑制脂多糖诱导的人脐静脉内皮细胞炎症。

（八）对免疫系统的作用

五味子多糖可显著提高正常小鼠腹腔巨噬细胞的吞噬百分率与吞噬指数，促进溶血素和溶血空斑形成及淋巴细胞转化，说明五味子多糖可发挥免疫兴奋作用。五味子多糖可逆转外周血白细胞和淋巴细胞数量的减少，恢复辐射后降低的免疫球蛋白G和补体C3，表明五味子多糖可通过保护免疫球蛋白与抑制淋巴细胞凋亡来预防放射诱导的体液免疫与细胞免疫的损伤。

（九）抗肿瘤作用

五味子乙素可通过影响胶质瘤大鼠血清氧化应激指标，显著发挥抑制胶质瘤生长的作用。从五味子中分离出的戈米辛A能够抑制结肠癌HCT-116细胞的存活，戈米辛A是通过结肠癌HCT-116细胞中

caspase-7切割显示凋亡活性。五味子多糖（FSCP）可使肝癌模型小鼠血清免疫细胞水平和胸腺指数均显著升高，FSCP可同时提高小鼠细胞免疫和器官免疫功能，从而发挥一定的肿瘤抑制效应，且在一定范围内呈现出典型的剂量依赖性，随着给药剂量的增加而作用增强。FSCP可降低S180荷瘤小鼠红细胞Ca^{2+}浓度，增加红细胞膜表面红细胞膜唾液酸（SA）含量和红细胞膜自我封闭度，高剂量FSCP可提高小鼠红细胞膜流动性、增强小鼠红细胞免疫黏附肿瘤细胞的能力，使免疫花环率达到24.17%，表明FSCP可能通过改善S180荷瘤小鼠红细胞膜的功能状态，提高膜的稳定性以及增强红细胞免疫黏附肿瘤细胞的能力，进而起到抗肿瘤作用。FSCP可使H_{22}荷瘤小鼠肿瘤组织细胞异型性降低，癌组织中浸润大量的白细胞和淋巴细胞，且肿瘤组织细胞及胞质内细胞器都伴有坏死的现象，FSCP高剂量组可使在模型组表达上调的9个蛋白质斑点表达量下降，接近正常组，说明FSCP能抑制小鼠H_{22}肝癌移植瘤的生长，其机制可能与下调肿瘤组织中蛋白质表达有关。

（十）对肠道菌群的作用

FSCP最佳提取条件为提取温度45℃、时间80分钟、pH 6.0、复合酶添加量1.5%，可使肠道菌群失调小鼠的双歧杆菌、乳杆菌增多，肠球菌、大肠杆菌减少，表明其对小鼠的肠道菌群紊乱具有一定的调节作用。

八、附子

【概述】

本品为毛茛科植物乌头的干燥根。性大热，味辛、甘，有毒，归心、肾、脾经。具有回阳救逆、补火助阳、散寒止痛之功效。主要成分包括生物碱、黄酮类、皂苷类、多糖类等，除此之外还含有植物甾醇、有机酸、蛋白质、酶、氨基酸、微量元素等成分。

【药理作用】

（一）对心血管系统的作用

1.强心作用　附子对急性心力衰竭模型大鼠具有显著升高血压、加快心率、加强心肌收缩力的作用，且呈现出一定程度的量-效、时-

效关系，α、β 受体阻滞剂均能显著拮抗附子的升压作用，β 受体阻滞剂可显著拮抗附子加快心率的作用，表明附子对急性心衰模型大鼠具有明显的强心作用，其作用机制可能与激动 α、β 肾上腺素受体有关。附子水煎剂在 1.35~5.40g/kg 可显著抑制脾肾阳虚型心衰大鼠的 T 波升高，并减慢心率和延长 QRS 间期，使大鼠 LVSP、± dp/dt$_{max}$ 和血清中 AST、LDH 和 cTN-Ⅰ 的水平升高，并能降低 LVEDP 和血清中 NT-proBNP、hs-CRP 水平，明显增大心脏系数和左心室系数，并呈现一定的剂量依赖性，表明附子水煎剂在 1.35~5.40g/kg 剂量范围内，对脾肾阳虚型心衰大鼠具有"温补脾阳""回阳救逆"之功效，同时也表明了附子的心脏毒性，说明附子基于心脏的"效-毒"关联评价对保证附子临床强心功效的安全应用具有重要意义。附子不同组分（附子总碱、附子水溶性碱和附子精多糖）使离体大鼠衰竭心脏的 LVSP、SD、DD 恢复率显著增大，3 种组分均可使衰竭心脏的心率显著减慢，灌流液中 CK-MB、cTn-T 水平和 Ca^{2+} 含量均明显下降，说明以上组分均可对离体大鼠衰竭心脏发挥强心作用，可改善心功能与减轻心肌损伤。附子中的水溶性生物碱可调节心力衰竭模型细胞内的离子浓度和酶的活性，使其维持在稳定的正常范围内。

2. 抗心律失常 通过药理试验确定附子极性较大部位为抗心律失常有效部位，附子醇提取物及水提取物均可对氯仿致小鼠房颤发挥预防作用，尤其以水提取物作用最明显。

3. 心肌保护作用 附子多糖可提高缺氧/复氧后心肌细胞存活率，减少 LDH 与 CK 的释放，降低细胞内异常升高的 Ca^{2+} 浓度，从而有效抑制心肌细胞的凋亡，作用机制可能与其抑制 Ca^{2+} 超载、减轻线粒体损伤有关。附子多糖可以呈剂量依赖式地增加缺氧/复氧后心肌细胞金属硫蛋白的合成，减少 MDA 的生成与 LDH 的释放，从而抑制心肌细胞凋亡，且在 10.0g/L 时作用达到峰值，表明附子多糖对缺氧/复氧心肌细胞损伤可发挥保护效应，其作用机制与其促进金属硫蛋白的合成，对抗氧化应激损伤，进而抑制心肌细胞凋亡有关。

4. 对血管的作用 附子水煎剂对主动脉的舒张作用是内皮依赖性的，且与内皮释放的 NO 有关，而与平滑肌细胞膜上的受体依赖性 Ca^{2+} 通道和电压依赖性 Ca^{2+} 通道无关。制附子及其不同配伍可明显扩张小鼠耳廓微血管、增加血流量、加快血流速度，对抗小鼠耳廓局部滴加肾上腺素所致小鼠耳廓微循环障碍，表明制附子及其不同配伍具有改善微循环的作用。

（二）抗炎镇痛作用

利用大鼠甩尾法，证实附子生品及其几种炮制品具有明显的镇痛活性，实验通过敲除阿片受体基因和使用纳洛酮可以减弱其镇痛作用，表明其作用机制可能与介导中枢阿片受体有关。制附子总碱可明显改善过敏性鼻炎豚鼠鼻痒、打喷嚏、流清涕等行为学指标与鼻黏膜炎症水平，使血液组胺含量明显降低，制附子总碱的半数致死量（LD_{50}）为56.3g/kg制附子，表明制附子总碱在临床用药中具备安全性，能有效缓解过敏性鼻炎的症状，降低血液组胺含量，改善鼻黏膜炎症的局部浸润，从而发挥治疗过敏性鼻炎的作用。

（三）抗肿瘤作用

附子提取物对SGC-7901肿瘤细胞的生长具有显著抑制作用，且具有浓度与时间依赖性，肿瘤细胞有明显的凋亡改变，表明其具有抗胃癌SGC-7901细胞增殖与诱导癌细胞凋亡的作用。附子总生物碱可使二甲基苯蒽诱导的乳腺癌小鼠畏寒喜暖、蜷缩少动、体温下降、外耳微循环受阻状况得到显著改善，同时降低小鼠血中雌二醇和孕酮水平，提高小鼠红细胞ATP酶活性，使全血黏度及红细胞聚集指数降低，阻止肿瘤生长，表明附子总生物碱能改善二甲基苯蒽诱导的乳腺癌小鼠体寒血瘀的相关症状，抑制肿瘤进展。附子提取物可明显抑制肝癌移植瘤的生长，与环磷酰胺合用可显著抑制移植瘤生长，二者具有协同作用。附子提取物可明显促进移植瘤TNF-α与Caspase-3的表达，抑制NF-κB表达，合用环磷酰胺可对上述效果产生极显著的促进作用，表明附子提取物具有确切的抑制肿瘤作用，其作用机制可能与活化细胞凋亡信号传导通路，诱导肿瘤细胞凋亡有关，且与环磷酰胺有协同增效作用。

（四）对糖尿病的作用

附子多糖对脂肪细胞毒性相对较弱，可促进葡萄糖被3T3-L1脂肪细胞消耗，同时促进胰岛素抵抗模型脂肪细胞对3H-葡萄糖的摄取，表明附子对糖尿病具有一定治疗作用。

（五）降胆固醇作用

附子多糖可显著降低血胆固醇，其机制与上调LDL-R和CYP7α-1

mRNA表达以及下调肝脏HMGCoA还原酶mRNA水平有关。附子多糖可显著抑制高胆固醇血症大鼠血清中总胆固醇和低密度脂蛋白胆固醇水平，上调大鼠肝脏LDL-R mRNA和蛋白表达水平，使大鼠肝脏LDL-R的密度和亲和力明显升高，其降胆固醇作用机制可能与上调大鼠肝脏中的LDL-R基因、蛋白表达水平及受体活性相关。

九、肉桂

【概述】

本品为樟科植物肉桂的干燥树皮。性大热，味辛、甘，归脾、肾、心、肝经。具有补火助阳、引火归原、散寒止痛、活血通经之功效。主要成分包括挥发性成分、多糖类成分、倍半萜及其糖苷类成分，以及黄酮类成分，另外还含有肉桂酸、桂皮酸、丁香酸和胆碱等其他成分。在所有成分中，挥发性成分为其主要活性部位。

【药理作用】

（一）抗肿瘤作用

肉桂油活性成分（E）-肉桂醛可抑制结肠癌细胞增殖并诱导其凋亡，其作用机制可能与增加Bax、Caspase-3的活性和抑制Bcl-2的表达相关。肉桂嫩枝水提物可下调β-catenin与TCF4表达，下调Cyclind1 mRNA表达，使Wnt的活化被抑制，进而抑制Cyclind1转录，最终抑制直肠癌细胞增殖，此外（E）-肉桂醛可能通过ROS依赖性NF-κB与ATF3激活诱导直肠癌细胞凋亡。肉桂醛可影响大肠癌细胞的生物学行为并诱导细胞凋亡，其作用机制可能与抑制PI3K/Akt信号通路相关。

（二）对神经系统的作用

1. 慢性脑缺血　肉桂能提高慢性脑缺血大鼠脑组织SOD活性，降低MDA含量，增加NGF、BDNF的表达，从而发挥其神经保护作用。

2. 脑缺血再灌注　肉桂水提液各剂量组均可显著降低全脑缺血再灌注损伤大鼠心、肝、脑、肾脏组织中单胺氧化酶（MAO）活性，高剂量组可显著提高各组织中过氧化氢酶（CAT）活性，低剂量组和中剂量组可显著提高心、脑组织中的CAT活性，表明肉桂水提液对脑缺血再灌注损伤具有保护作用，其作用机制可能与抗脂质过氧化与抑制单胺氧化酶的活性有关。肉桂水提液还可明显提高全脑缺血再灌注模型大鼠羟自由基和谷胱甘肽过氧化物酶（GSH-Px）活性，说明其可预防性降低自由基代谢造成的机体损伤，提高GSH-Px活性，进而对脑缺血再灌注损伤起到保护作用。高剂量肉桂醛可使脑缺血再灌注损伤大鼠神经功能缺损评分明显下降，脑血流量明显增加，尼氏小体数量增多，beclin1、LC3Ⅱ蛋白表达水平显著降低，p62表达水平显著增高，表明肉桂醛可改善脑缺血再灌注损伤大鼠的神经功能，高剂量组效果最显著，其作用机制与脑血流速度增加及抑制自噬有关。

3. 阿尔茨海默病 肉桂提取物可显著改善AD模型大鼠在Morris水迷宫实验中的各项检测指标，降低海马组织AGEs与MDA水平，升高CAT、SOD水平，使SOD1、SOD2、NeuN、BDNF和p-TrkB蛋白表达水平升高，表明肉桂提取物可改善AD大鼠的学习记忆能力，增强氧化应激能力，该作用机制可能与BDNF/TrkB通路的激活有关。肉桂油可使SAMP8小鼠神经细胞Tau蛋白磷酸化水平降低，神经细胞内自噬小体数量与LC3BⅡ蛋白表达增加，神经纤维缠结减少，小鼠在Morris水迷宫中定位航行与空间探索能力得以提升，表明肉桂油可改善SAMP8小鼠学习记忆能力，其作用机制可能与增强神经细胞自噬，清除磷酸化Tau蛋白，进而减少神经纤维缠结有关。

4. 帕金森病 肉桂醛可使MPTP诱导的亚急性帕金森病模型小鼠尿便次数减少，跨格次数与站立次数增加，爬杆时间缩短，停留转棒时间延长，SN区神经细胞数量明显增多，固缩细胞数量较少，可明显减轻SN内TH的减少和α-Syn的过表达，从而减轻MPTP所致的多巴胺能神经元损伤，其中以0.3mg/g剂量为最佳。

（三）降血糖作用

肉桂多酚可使链脲佐菌素（STZ）致糖尿病小鼠血清中的胰岛素含量增加，胰高血糖素含量降低，小鼠血糖浓度降低，还可使胰岛细胞中胰岛素阳性细胞数量增加，细胞的AKT信号通路被激活后分泌更多胰岛素，促进糖原合成，最终发挥降低血糖的作用。

（四）抗炎作用

肉桂醛可使白念珠菌（Ca）定植下葡聚糖硫酸钠（DSS）诱导的溃疡性结肠炎（UC）小鼠一般状态显著改善，疾病活动指数评分和病理学评分降低，肠道黏膜充血、糜烂和结肠缩短的程度得以减轻，小鼠肠道

Ca的载荷减少，下调血清抗酿酒酵母抗体（ASCA）和β-1，3-葡聚糖含量，降低血清和结肠组织中TNF-α、IL-6、IL-8和IL-1β的含量，升高IL-10的含量，抑制结肠巨噬细胞的浸润，下调结肠组织TLR2、TLR4、dectin-1和NF-κB蛋白表达水平，表明肉桂醛可能通过显著抑制Ca增殖，调节dectin-1/TLRs/NF-κB信号通路，协调促炎因子和抗炎因子之间的平衡来对Ca定植下DSS诱导的小鼠UC发挥治疗作用。

（五）抗氧化作用

肉桂醛可能通过提高胰腺组织抗氧化酶活性，减少ROS等自由基产生，进而保护线粒体功能和胰腺细胞，最终发挥降低db/db小鼠血糖的作用。

十、石菖蒲

【概述】

本品为天南星科菖蒲属植物石菖蒲的干燥根茎。性温，味辛、苦，归心、胃经。具有化湿开胃、开窍豁痰、醒神益智之功效。主要成分包括挥发性成分、生物碱类、黄酮类、有机酸等。

【药理作用】

（一）对中枢神经系统的作用

1.阿尔茨海默病　石菖蒲中的β-细辛醚可通过调控APP/PS1小鼠海马神经突触可塑性相关因子GAP-43的表达，进而改善小鼠学习记忆能力。β-细辛醚可通过血脑屏障，上调NR2B、Wnt7a和Arc蛋白表达水平，抑制Arc/Arg3.1和Wnt7a mRNA表达，起到神经保护的作用，从而改善铅（Pb）诱导的大鼠记忆障碍。

2.抗抑郁　石菖蒲可降低抑郁模型大鼠血清中促炎因子的含量，提高血清中抑炎因子的含量，降低大鼠矿场实验总分和缩短游泳不动时间，改善抑郁大鼠行为学能力，起到抗抑郁作用。β-细辛醚可通过增加抑郁小鼠中脑及纹状体中5-HT、5-HIAA与DA的含量，起到抗抑郁作用。

3.抗焦虑　石菖蒲挥发油的有效成分α-细辛醚可通过维持杏仁核（BLA）中神经元的兴奋性/抑制性传递之间的平衡，并减弱神经元的过度兴奋，从而对慢性疼痛小鼠发挥抗焦虑作用。

4.抗癫痫 α-细辛醚可能通过降低海马神经元内NMDAR1的表达水平，降低细胞表面NMDAR1密度，抑制其活性，进一步降低大脑皮质兴奋性，提高癫痫发作的阈值，抑制NMDA引起的兴奋性神经毒性，从而干预癫痫发生和发展。高剂量的α-细辛醚可干预癫痫大鼠脑组织中P-gp与Mdr1a mRNA表达，从而发挥抗癫痫作用。

5.帕金森病 β-细辛醚可改善6-羟基多巴胺（6-OHDA）诱导帕金森病模型大鼠的症状，抑制GRP78与CHOP mRNA表达，促进p-IRE1与XBP1的表达，表明β-细辛醚可能通过IRE1/XBP1途径对6-OHDA诱导的帕金森病大鼠发挥神经保护作用。β-细辛醚还可通过抑制PERK/CHOP/Bcl-2/Beclin-1通路来调节内质网应激-自噬，进而起到抗帕金森病作用。

（二）对心血管系统的作用

石菖蒲挥发油、β-细辛醚能明显降低动脉粥样硬化大鼠血脂中总胆固醇与LDL-C水平，改善高黏血症大鼠的血液流变性，降低心肌缺血大鼠ET水平、提高NO的含量，进而降低心肌组织损伤程度和坏死率，表明石菖蒲挥发油、β-细辛醚对心血管具有明显的保护作用。石菖蒲提取物可通过激活原发性高血压模型大鼠血管内皮eNOS途径而使NO的合成增加，从而引起血管舒张，其机制可能与减少自由基对机体的损伤有关，进而对内皮细胞、心肌细胞起到保护作用。

（三）对呼吸系统的作用

β-细辛醚、α-细辛醚等能够显著抑制豚鼠气管痉挛性收缩，还可延长哮喘发作潜伏期和跌倒潜伏期，减轻哮喘程度，从而达到平喘作用，此外，还可松弛豚鼠离体平滑肌，减少豚鼠气管、支气管和肺组织中的肥大细胞脱颗粒数，进而发挥抗过敏作用。

（四）对消化系统的作用

石菖蒲水提取液能够抑制胃、十二指肠锋电振幅以及慢波的频率、振幅和十二指肠锋电发生率，抑制胃肠收缩活动，其作用机制可能与阻断胆碱能M受体有关。

（五）抗肿瘤作用

β-细辛醚可作用于A549、PC3和PC9-R肿瘤细胞，抑制其生长，阻滞其细胞周期和抑制DNA合成，进而促进细胞凋亡和抑制细胞迁移，最终发挥抗肿瘤的作用。β-细辛醚还可通过抑制 PI3K/AKT通路，进而抑制胃癌上皮间质转化和胃癌细胞生长而发挥抗肿瘤作用。

（六）抗菌作用

石菖蒲挥发油对表皮葡萄球菌、福氏志贺菌、A群链球菌、苹果炭疽病病原菌、核桃枯枝病病原菌等均具有不同程度的抑制作用。

十一、远志

【概述】

本品为远志科植物远志的干燥根。性微温，味辛、苦，归心、肾、肺经。具有安神益智、祛痰开窍、消散痈肿之功效。主要成分包括皂苷类、生物碱类、酮类、寡糖酯类等。

【药理作用】

（一）抗衰老与益智作用

远志提取物可改善老年大鼠的学习记忆功能，增强大鼠海马和大脑皮质的氧化自由基代谢，其抗衰老的作用机制可能与抗氧化应激损伤有关。远志皂苷可使D-gal致衰老模型小鼠血清的CAT、SOD活性提高，脑组织的MDA水平降低，血清细胞因子IL-2含量升高、IL-6含量降低，说明远志皂苷对该模型小鼠具有抗衰老与增强免疫作用。远志皂苷可改善丙泊酚致认知功能障碍大鼠的认知功能，改善大鼠行为学并降低海马组织病变程度，其作用机制与抑制海马神经细胞凋亡及抗氧化损伤有关。远志皂苷可改善快速脑老化小鼠的学习记忆能力，其作用机制可能与调节脑内神经递质多巴胺（DA）、5-羟色胺（5-HT）、5-羟吲哚乙酸（5-HIAA）、去甲肾上腺素（NE）的含量有关。远志皂苷还可对APP/PS1小鼠的认知功能损伤起到一定的保护作用，并上调小鼠PSD-95的表达，其作用机制可能与减少Aβ沉积和tau蛋白过度磷酸化相关。远志皂苷可对T2DM+AD模型小鼠起到降糖益智的作用，其作用机制为调控PI3K/GSK-3β/Nrf2信号通路，减少脑内Aβ生成，改善线粒体功能与抑制脑组织氧化应激，进而改善APP/PS1小鼠记忆障碍及调控T2DM小鼠血糖和血脂。远志和炙远志均可提高心肾不交型失眠大鼠的学习记忆能力，改善HPA轴功能，调节中枢神经递质（5-HT、DA、GABA和Glu）水平，进而发挥安神益智的作用，且炙远志的作用优于远志。远志皂苷可显著上调人神经母细胞瘤SH-SY5Y细胞的Grp78、Grp75、Hsc70、HSP27、HSPB5、HSP70 mRNA表达水平，进而调节神经细胞内Aβ代谢而防治老年痴呆。

（二）抗抑郁作用

远志醇提物可缩短抑郁症模型小鼠悬尾不动时间、游泳不动时间以及增加移动格数，对小鼠抑郁症状态具有一定的改善作用。远志及其提取物远志多糖均可明显缩短抑郁模型小鼠游泳和悬尾不动时间，使SOD活性升高、MDA含量降低，表明远志及其提取物远志多糖均有抗抑郁作用，且远志水煎剂抗抑郁的作用优于远志多糖。将中药远志采用常规醇提法和大孔吸附树脂吸附，经水、乙醇梯度洗脱后，冰冻干燥精制得YZ-50，研究发现YZ-50可提高慢性应激抑郁模型大鼠海马区BDNF及其受体TrkB mRNA的表达水平，促进应激损伤的神经元恢复，进而改善大鼠的抑郁症状而发挥抗抑郁作用。远志YZ-50可拮抗慢性轻度不可预见性应激结合孤养造模大鼠行为学及神经内分泌异常改变及其引起的抑郁状态。远志提取物可通过纠正AMPK-mTOR信号的异常、提高自噬水平、提高神经可塑性和抑制过度的神经炎症反应，从而逆转行为绝望小鼠模型、嗅球切除（OBX）大鼠模型和慢性束缚（CRS）大鼠模型的抑郁样行为，发挥明显的抗抑郁作用。远志提取物可通过改善抑郁大鼠肠道菌群结构、恢复肠屏障功能、减少肠源性内毒素释放以及减轻机体炎症水平，进而发挥抗抑郁作用。远志提取物可改善慢性皮质酮处理小鼠的抑郁行为以及小鼠海马和伏隔核中树突棘成熟障碍情况，降低胶质细胞源性神经营养因子（GDNF）mRNA表达水平。远志寡糖酯类化合物可保护细胞、调节内分泌、增加BDNF表达，改善单胺类神经元可塑性及影响单胺类神经递质再摄取过程，从而发挥抗抑郁的作用。

十二、茯苓

【概述】

本品为多孔菌科真菌茯苓的干燥菌核。性平，味甘、淡，归心、肺、脾、肾经。具有利水消肿、健脾止泻、养心安神之功效。主要成分包括多糖类、三萜类、甾醇类、挥发油类及蛋白质等。

【药理作用】

（一）对消化系统的作用

茯苓多糖可减轻急性胰腺炎大鼠肠道屏障功能损伤和炎性反应，其作用机制可能与抑制 JAK2/STAT3 通路相关。茯苓水提液，茯苓 25%、50%、75% 和 100% 醇提液均可有效缓解 ACh 诱导的离体小肠痉挛性收缩，并可显著降低小肠平均张力，而对收缩频率影响较小，其作用强度由强到弱依次为茯苓 50% 醇提液、茯苓 25% 醇提液、茯苓 75% 醇提液、茯苓 100% 醇提液和茯苓水提液，茯苓 50% 醇提液可有效缓解新斯的明诱导的小鼠胃肠功能亢进，提高胃残留率和降低小肠推进率，表明茯苓水提液，茯苓 25%、50%、75%、100% 醇提液对小鼠离体小肠痉挛性收缩均具有抑制作用，其中茯苓 50% 醇提液的作用最强，且对新斯的明引起的小鼠胃肠功能亢进具有明显的拮抗作用。茯苓多糖可使乙醇致急性胃黏膜损伤小鼠胃液 pH 值显著回落，改善胃黏膜损伤病理情况，使 IL-10、脂多糖和胃蛋白酶水平显著改善。

（二）保肝作用

茯苓多糖对小鼠酒精性肝损伤具有保护作用，其作用机制可能是调控代谢酶 CYP2E1 的表达与抑制 TLR4/NF-κB 炎症信号通路、抑制氧化应激和炎症损伤，进而抑制酒精性肝病的发展。茯苓多糖（PCP）-Ⅰ可使乙肝抗原免疫小鼠体液免疫与细胞免疫能力显著提高，其效果优于铝佐剂。茯苓水提物、醇提物和粗多糖的预处理对 CCl_4 诱导的小鼠肝损伤均有不同程度的保护作用，可使小鼠肝组织病理损伤减轻，显著降低小鼠 ALT、AST、MDA、IL-1β、IL-6 和 TNF-α 水平、升高 SOD 活性，茯苓多糖可通过调节 CAR 蛋白的表达，抑制 CYP2E1 酶的活性，减少有毒 CCl_4 代谢产物的产生，从而对肝脏起到保护作用。

（三）利尿作用

不同产地茯苓对肾阳虚下焦水肿大鼠均具有利水渗湿作用，其作用机制可能与其调节 AQP1 和 ADH-AQP2 相关通路有关，且作用强弱存在产地性差异。茯苓可降低正常大鼠肾内髓质 AQP2 mRNA 水平，抑制 AQP2 蛋白表达，并减少肾内 AQP2 经尿液的排出。

（四）免疫调节作用

茯苓水提物可减轻环磷酰胺对小鼠的毒副作用，其作用机制可能是增加脾脏NK、CD_4^+、CD_8^+细胞比例和增强NK细胞的活性从而发挥免疫调控作用。茯苓多糖可增强脾虚大鼠的免疫功能和恢复肠道菌群的稳态，通过调节肠道菌群而发挥增强免疫的作用。

（五）对糖尿病的作用

茯苓多糖可通过抑制氧化应激，上调PI3K/Akt/FoxO1通路，进而下调糖异生关键酶PEPCK与G6Pase的表达，抑制肝脏糖异生，从而有效地降低2型糖尿病（T2DM）模型大鼠血糖水平和调节糖脂代谢。茯苓多糖可减轻T2DM小鼠肠黏膜损伤和炎症反应，并改善其肠道屏障功能，其机制可能与抑制内质网应激（ERS）引起的自噬激活有关。

（六）神经保护作用

硫酸化茯苓多糖可使小鼠中脑和纹状体中3种抗氧化酶活性不同程度增强、抗超氧阴离子活性升高、MDA和过氧化氢含量不同程度下降，对MPTP诱导的帕金森病小鼠中脑与纹状体神经元细胞发挥一定保护作用。茯苓酸性多糖可对慢性不可预知温和应激（CUMS）结合孤养模式构建抑郁模型大鼠发挥显著的抗抑郁作用，其作用机制可能与调节神经递质以及NLRP3炎症小体信号通路有关。

【参考文献】

［1］谢宁，柳琳，周妍妍，等.地黄饮子对老年性痴呆模型大鼠脑组织NO、NOS含量及行为学的影响［J］.中国中医药科技，2004（2）：84-85.

［2］谢宁，于淼，姚辛敏，等.含地黄饮子脑脊液对PC-12细胞氧化应激的影响［J］.时珍国医国药，2012，23（8）：1885-1886.

［3］周妍妍，董春雪，刘艳丽，等.地黄饮子对双转基因痴呆小鼠学习记忆及抗氧化能力的影响［J］.上海中医药杂志，2014，48（2）：80-84.

［4］朴钟源，魏亚芬，宋琳，等.地黄饮子对Aβ$_{1-42}$诱导的SH-SY5Y细胞中RAGE/ROS/凋亡通路的影响［J］.广州中医药大学学报，2017，34（4）：543-550

［5］马涛，闫妍，张允岭，等.补肾填精法对阿尔茨海默病小鼠PI3K/Akt通路激活及氧化应激的影响［J］.北京中医药，2014，33（7）：492-495.

［6］闫妍，韩冉，高俊峰，等.地黄引子改善AD大鼠脑组织线粒体生物合成与氧化损伤的机制［J］.中国实验方剂学杂志，2018，24（21）：105-110.

［7］谢宁，宋琳，姚丽芬，等.地黄饮子对阿尔茨海默病模型鼠脑神经元细胞

凋亡及超微结构的影响 [J]. 中国临床康复, 2005, 9 (37): 93-95.

[8] 谢宁, 邹纯朴, 牛英才, 等. 地黄饮子对海马神经元AD模型细胞凋亡的调控作用 [J]. 中国实验方剂学杂志, 2004, 10 (4): 29-32.

[9] 谢宁, 袁晓霞, 宋琳, 等. 地黄饮子对快速老化小鼠SAMP8海马神经元凋亡相关蛋白影响的研究 [J]. 时珍国医国药, 2012, 23 (4): 1033-1034.

[10] 姚辛敏, 王琪, 周妍妍, 等. 地黄饮子对快速老化小鼠SAMP8线粒体通路细胞凋亡的影响 [J]. 中医药学报, 2014, 42 (3): 138-140.

[11] 周妍妍, 刘艳丽, 董春雪. 地黄饮子对APP/PS1双转基因痴呆模型小鼠细胞凋亡的影响 [J]. 中华中医药杂志, 2014, 29 (10): 3306-3308.

[12] 姚辛敏, 关慧波, 于淼, 等. 地黄饮子脑脊液对M146L细胞活力及细胞凋亡的影响 [J]. 中医药信息, 2021, 38 (1): 24-28.

[13] 关慧波, 周妍妍, 徐丽, 等. 地黄饮子对转基因果蝇AD模型mTOR信号通路中4E结合蛋白和p70核糖体S6蛋白激酶表达的影响 [J]. 中华中医药杂志, 2015, 30 (2): 531-533.

[14] 高俊峰, 张志辰, 温彬宇, 等. 地黄饮子对能量障碍致SH-SY5Y细胞内质网应激的保护作用 [J]. 中国实验方剂学杂志, 2018, 24 (21): 118-123.

[15] 温彬宇, 张志辰, 高俊峰, 等. 地黄饮子抑制能量障碍诱导的APP/PS1小鼠内质网应激及神经元凋亡的作用机制 [J]. 中国实验方剂学杂志, 2018, 24 (21): 111-117.

[16] 谢宁, 何秀丽, 周妍妍, 等. 地黄饮子对老年痴呆模型大鼠行为学、AchE及Na$^+$、K$^+$-ATP、Ca^{2+}-ATP酶活性的影响 [J]. 中医药学刊, 2004 (7): 1162-1163.

[17] 宋琳, 谢宁, 朴钟源, 等. 地黄饮子对AD模型大鼠的学习记忆及胆碱能损害的影响 [J]. 中华中医药学刊, 2007 (7): 1370-1372.

[18] 周妍妍, 姚辛敏, 何秀丽, 等. 地黄饮子对老年性痴呆神经保护作用的实验研究 [J]. 中医药学报, 2011, 39 (2): 58-61.

[19] 吴妹. 地黄饮子对APP/PS1小鼠脑内神经递质乙酰胆碱影响的研究 [D]. 哈尔滨: 黑龙江中医药大学, 2021.

[20] 韩诚. 从"肾脑相关"论衰老学习记忆功能减退的脑功能失衡机制 [D]. 济南: 山东中医药大学, 2019.

[21] 谢宁, 周妍妍, 何秀丽, 等. 地黄饮子对老年性痴呆模型大鼠行为学及酶学的影响 [J]. 中西医结合心脑血管病杂志, 2003 (11): 650-652.

[22] 谢宁, 宋琳莉, 牛英才, 等. 地黄饮子影响阿尔茨海默病模型大鼠大脑单胺氧化酶B基因的表达 [J]. 中国临床康复, 2006 (23): 57-59.

[23] 陈曦. 地黄饮子对APP/PS1小鼠脑内神经递质谷氨酸影响的研究 [D]. 哈尔滨: 黑龙江中医药大学, 2021.

[24] 吴喜贵, 胡荣. 中药地黄饮子对老龄大鼠海马SYP、ERK蛋白表达的影

响［J］. 第三军医大学学报，2006（21）：2146-2148.

［25］张蝶. 地黄饮子对APP/PS1小鼠突触功能及胆碱能系统的保护机制［D］. 北京：北京中医药大学，2019.

［26］帅月圆，韩诚，曹建华，等. 基于¹H-NMR血清代谢组学的阿尔茨海默病肾虚精亏证生物学机制及地黄饮子的干预作用研究［J］. 山西中医药大学学报，2021，22（4）：252-257，263.

［27］张健. 地黄饮子对APP/PS1小鼠脑组织代谢影响的研究［D］. 哈尔滨：黑龙江中医药大学，2022.

［28］宋琳，安平，朴钟源，等. 地黄饮子对老年性痴呆模型大鼠的学习记忆及炎性反应的影响［J］. 时珍国医国药，2007（7）：1654-1656.

［29］马涛，徐世军，闫妍，等. 地黄饮子对阿尔茨海默病小鼠神经炎性损伤的改善作用［J］. 成都中医药大学学报，2015，38（4）：23-25，33.

［30］宋琳，白晓蕾，朴钟源，等. 地黄饮子对APP/PS1小鼠IL-1、TNF-α和NF-κB p65的影响［J］. 辽宁中医杂志，2020，47（1）：187-190，225-226.

［31］江建锋，白强，贺春香，等. 地黄饮子含药血清通过PPARγ/NF-κB信号通路抑制LPS诱导的BV2细胞炎症反应［J］. 世界科学技术-中医药现代化，2021，23（5）：1610-1616.

［32］郭昕鑫. 地黄饮子调控PERK/eIF2α通路改善阿尔茨海默病小鼠脑内炎症微环境［J］. 中医学报，2022，37（9）：1941-1946.

［33］姬令山，秦合伟，王改风，等. 地黄饮子通过调控miR-34a-5p影响细胞凋亡及炎性反应治疗阿尔茨海默病的机制［J］. 北京中医药大学学报，2022，45（1）：53-61.

［34］朴钟源，魏亚芬，宋琳，等. 地黄饮子对Aβ诱导的SH-SY5Y细胞RAGE/p38 MAPK/NF-κB信号通路的影响［J］. 中华神经医学杂志，2017，16（10）：1022-1027.

［35］何秀丽，孟菲，周妍妍，等. 地黄饮子含药脑脊液对受损PC12细胞β-淀粉样前体蛋白mRNA表达的干预［J］. 中医药信息，2011，28（4）：26-28.

［36］于淼，谢宁，关慧波，等. 地黄饮子对AD模型大鼠脑内Aβ生成的干预机制［J］. 中华中医药杂志，2016，31（6）：2281-2284.

［37］马涛，王新祥，张允岭，等. 地黄饮子对阿尔茨海默病小鼠学习记忆及脑组织能量代谢的影响［J］. 国际中医中药杂志，2014，36（6）：539-543.

［38］马涛，王乐，温彬宇，等. 地黄饮子对β淀粉样蛋白$_{1-42}$致SH-SY5Y细胞线粒体损伤及细胞凋亡的影响［J］. 中国中医药信息杂志，2015，22（12）：59-63.

［39］李全，张健，王琪，等. 地黄饮子对APP/PS1小鼠工作记忆及海马超微结构影响的研究［J］. 中医药学报，2022，50（04）：28-32.

［40］关慧波，刘莹，徐丽，等. 地黄饮子对转tau基因果蝇AD模型PI3K/AKT/

dTOR信号通路基因表达的影响［J］.上海中医药杂志，2014，48（10）：85-88.

［41］袁晓霞，宋琳，吴颂，等.地黄饮子对快速老化小鼠SAMP8学习记忆能力及海马神经元结构的影响［J］.吉林中医药，2014，34（6）：612-614.

［42］王琪.地黄饮子对APP/PS1小鼠海马神经元保护作用及Wnt信号通路的影响［D］.哈尔滨：黑龙江中医药大学，2019.

［43］肖坤.地黄饮子汤对大鼠脑缺血再灌注损伤的影响［J］.中西医结合心脑血管病杂志，2018，16（11）：1502-1504.

［44］王丽娜，吴晓琳.地黄饮子汤对急性脑缺血再灌注大鼠行为学及抗氧化能力的影响［J］.贵州医科大学学报，2017，42（10）：1155-1158.

［45］王俊杰，楼琦，汤娟娟，等.地黄饮子对脑缺血再灌注损伤大鼠保护作用及其机制［J］.中国实验方剂学杂志，2019，25（4）：42-48.

［46］郑娅，董其武，王兆婷.地黄饮子减少老龄大鼠脑组织缺血再灌注损伤的机制研究［J］.浙江中医杂志，2022，57（5）：320-323.

［47］刘王波，彭禹，马瑞，等.地黄饮子汤对rt-PA溶栓后急性脑梗死大鼠神经细胞凋亡及Bcl-2、Caspase-3表达的影响［J］.中国中医急症，2019，28（8）：1366-1369.

［48］李丽娅，刘昊，王超云，等.地黄饮子对大鼠脑缺血再灌注后炎症反应的抑制作用［J］.中药新药与临床药理，2021，32（1）：23-28..

［49］张毅，许康，侯文，等.地黄饮子对脑出血大鼠灶周内源性神经干细胞再生及Notch1蛋白表达的影响［J］.中华中医药杂志，2020，35（6）：3105-3108.

［50］陈秀艳，郭蕾，张俊龙，等.地黄饮子对帕金森病肾虚证模型大鼠的干预作用及机制研究［J］.云南中医中药杂志，2018，39（3）：72-75.

［51］成金枝，张俊龙，郭蕾.地黄饮子对Alzheimer′s disease和Parkinson′s disease大鼠T-SOD、LPO的影响［J］.陕西中医，2014，35（7）：926-927.

［52］张世霞，李俊莲，吴晋英，等.地黄饮子含药血清对帕金森病肾虚证小鼠胃肠动力及肠道菌群的影响的分析［J］.中华中医药学刊，2022，40（12）：139-142.

［53］路晓娟，李会芳，李东明，等.地黄饮子对肾虚证帕金森病小鼠的肠道菌群调节作用研究［J］.时珍国医国药，2021，32（6）：1316-1320.

［54］吴颂，谢宁，窦金金，等.地黄饮子对血管性痴呆大鼠学习记忆能力的影响［J］.贵阳医学院学报，2013，38（3）：251-252，256.

［55］谢宁，史瑞，吴颂，等.地黄饮子对血管性痴呆大鼠学习记忆能力及大脑皮层NO、NOS含量的影响［J］.中医学报，2011，26（7）：821-823.

［56］杨钤，吉海杰，宋美卿，等.地黄饮子对血管性痴呆大鼠学习记忆障碍及神经元c-fos神经型一氧化氮合酶表达的影响［J］.中国药物与临床，2020，20（14）：2325-2327.

［57］席永斌，颜春鲁，孙仕华，等.从Wnt/β-catenin信号通路研究地黄饮子

汤剂对去卵巢骨质疏松模型大鼠的防治作用 [J]. 中医研究, 2019, 32 (8): 67-70.

[58] 崔瑛. 怀庆熟地黄益智作用研究 [D]. 北京: 北京中医药大学, 2002.

[59] 张丽娜, 金国琴. 熟地及有效成分对老年学习记忆减退的信号转导分子变化的影响 [J]. 中国老年学杂志, 2014, 34 (3): 836-838.

[60] 张丽娜, 金国琴. 熟地有效成分甘露三糖对高浓度皮质酮损伤的海马神经细胞SGK、BDNF、GCR表达的影响 [J]. 中药药理与临床, 2011, 27 (5): 16-20.

[61] 张迪. 熟地黄及其不同部位的抗氧化作用研究 [D]. 济南: 山东大学, 2009.

[62] 相湘. 熟地抗疲劳作用的实验研究 [J]. 中国现代药物应用, 2011, 5 (5): 118-119.

[63] 舒耀, 张力, 谭庆, 等. 熟地提取液对小鼠游泳耐力和SOD含量的影响 [J]. 右江医学, 2009, 37 (5): 529-530.

[64] 崔瑛, 房晓娜, 王会霞, 等. 地黄不同炮制品补血作用研究 [J]. 时珍国医国药, 2009, 20 (1): 20-22.

[65] 白琳, 石桂英, 杨亚军, 等. 罗汉果和熟地增加小鼠造血干细胞的数量和功能 [J]. 中国比较医学杂志, 2014, 24 (3): 50-54.

[66] 李发胜, 徐恒瑰, 李明阳, 等. 熟地多糖提取物对小鼠免疫活性影响 [J]. 中国公共卫生, 2008 (9): 1109-1110.

[67] 王颖彬. 熟地提取物通过调节SDF-1α/CXCR4信号途径活化内皮祖细胞保护梗死心肌的研究 [D]. 济南: 山东大学, 2013.

[68] 林好. 不同炮制工艺熟地黄主要成分分析及对大鼠卵巢颗粒细胞的活性影响 [D]. 广州: 广州中医药大学, 2019.

[69] 盛莉, 邢国胜, 王毅, 等. 熟地对去卵巢大鼠骨代谢生化指标及骨密度的影响 [J]. 中国骨质疏松杂志, 2006 (5): 496-498.

[70] 刘艳妮. 山茱萸多种有效成分的同时测定及指纹图谱的优化研究 [D]. 西安: 陕西师范大学, 2013.

[71] Hwang KA, Hwang YJ, Song J.Antioxidant activities and oxidative stress inhibitory effects of ethanol extracts from Cornus officinalis on RAW 264.7 cells [J]. BMC Complementary and Alternative Medicine, 2016, 16 (1): 1-9.

[72] 李雅莉, 马登磊, 张兰, 等. 山茱萸有效成分对老年快速老化小鼠的药理作用及其机制 [J]. 中国药理学与毒理学杂志, 2021, 35 (9): 652.

[73] 张玉成, 欧芹, 魏晓东, 等. 山茱萸多糖对D-gal致衰小鼠IL-1、IL-2、IL-6以及NO、NOS作用的实验研究 [J]. 中国老年学杂志, 2008 (4): 350-352.

[74] 袁菊丽, 姜红波. 山茱萸的主要化学成分及药理作用 [J]. 化学与生物工程, 2011, 28 (5): 7-9.

［75］李雅莉，杨翠翠，包训杰，等.山茱萸环烯醚萜苷对APP/PS1/tau小鼠脑内阿尔茨海默病样病理变化的作用机制［J］.中国药理学与毒理学杂志，2019，33（6）：441.

［76］Ma DL，Zhu YQ，Li YZ，et al.Beneficial effects of cornel iridoid glycoside on behavioral impairment and senescence status in SAMP8 mice at different ages［J］. Behav Brain Res，2016，312（10）：20–29.

［77］薛金龙，孙芳玲，刘婷婷，等.莫诺苷对局灶性脑缺血再灌注大鼠Wnt7a和APC表达的影响［J］.中国比较医学杂志，2014，24（9）：9–13.

［78］Fang LS，Wen W，Wei Z，et al.Promoting neurogenesis via Wnt/β –catenin signaling pathway accounts for the neurorestorative effects of morroniside against cerebral ischemia injury［J］.Eur J Pharmacol，2014，738（9）：214–221.

［79］刘婷婷，孙芳玲，程华，等.莫诺苷对局灶性脑缺血再灌注大鼠血管生成素1及其受体Tie–2的影响［J］.中国康复理论与实践，2015，21（1）：9–11.

［80］侯虹丽.EphB4受体对人胚胎神经干细胞增殖、分化的影响机理及药物莫诺苷的干预作用［D］.石家庄：河北北方学院，2015.

［81］Kwon SH，Kim JA，Hong SI，et al.Loganin protects against hydrogen peroxide–induced apoptosis by inhibiting phosphorylation of JNK，p38，and ERK1/2 MAPKs in SH–SY5Y cells［J］.Neurochem Int，2011，58（4）：533–541.

［82］苗明三，方晓燕，杨云.山茱萸多糖对小鼠免疫功能的影响［J］.河南中医，2002（2）：12–13.

［83］杜伟锋，王明艳，蔡宝昌.山茱萸炮制前后多糖对小鼠免疫功能的影响［J］.中药材，2008（5）：715–717.

［84］赵世萍，陈玉武，郭景珍，等.山茱萸总苷的抗炎免疫抑制作用［J］.中日友好医院学报，1996（4）：16–19.

［85］杨东旭，任宏雪，储妍，等.山茱萸多糖对环磷酰胺致小鼠白细胞减少症的影响［J］.中华中医药学刊，2009，27（6）：1296–1297.

［86］王之珺，李劲，邓成焕.山茱萸多糖对宫颈癌HeLa细胞增殖的影响［J］.中国临床药理学杂志，2019，35（12）：1284–1286.

［87］李媛，孙锁锋.山茱萸多糖通过上调Klotho表达和抑制PI3K/AKT通路对肝癌HepG2细胞增殖、凋亡的影响［J］.现代药物与临床，2019，34（10）：2887–2893.

［88］邹品文，赵春景，李攀，等.山茱萸多糖的抗肿瘤作用及其免疫机制［J］.中国医院药学杂志，2012，32（1）：20–22.

［89］贾义，苏成福，董诚明.山茱萸提取物抗肿瘤作用及机制探讨［J］.中国实验方剂学杂志，2016，22（20）：117–121.

［90］张晓京，来丽娜，张晓一，等.山茱萸多糖对大鼠心肌缺血再灌注损伤的保护作用及机制探讨［J］.中国临床药理学与治疗学，2016，21（7）：759–764.

［91］赵文望，皮文霞，蔡宝昌，等.马钱苷、莫诺苷对高糖致心肌细胞损伤的保护机制研究［J］.中成药，2016，38（1）：160-163.

［92］封晓鹏，赵文望，皮文霞，等.山茱萸有效成分对糖尿病小鼠心肌的保护作用［J］.中国老年学杂志，2016，36（19）：4681-4682.

［93］侯祥平，匡威，陈克芳，等.山茱萸总苷及多糖对心肌梗死大鼠心肌炎症因子IL-6及IL-10的影响［J］.中国中医药科技，2016，23（5）：548-550.

［94］范思思，朱晶晶，徐登球，等.山茱萸总萜的降糖作用途径研究［J］.中国药理学通报，2017，33（7）：1014-1019.

［95］徐志猛，朱晶晶，江振洲，等.山茱萸总萜对db/db糖尿病小鼠的降血糖作用［J］.中国药科大学学报，2016，47（3）：337-341.

［96］沈红胜，许惠琴，陆春红，等.山茱萸环烯醚萜苷类成分对AGEs诱导HUVEC损伤的保护作用［J］.中国药理学通报，2016，32（8）：1063-1067.

［97］杨宁.山茱萸环烯醚萜苷提取工艺及降血糖机制初步研究［D］.西安：陕西师范大学，2019.

［98］南美娟，唐凯，张化为，等.山茱萸不同部位提取物对急性肝损伤模型小鼠的保肝作用研究［J］.中国药房，2018，29（17）：2385-2389.

［99］马艳霞，吴勉华，姜泽群，等.山茱萸环烯醚萜苷对D-GalN/TNF-α损伤肝细胞的保护作用研究［J］.中国药理学通报，2018，34（1）：118-122.

［100］赵晨翔，张雅敏，刘宏胜，等.山茱萸总苷对小鼠免疫性肝损伤治疗作用的初步研究［J］.天津中医药，2017，34（2）：120-124.

［101］陈铸，付润芳，程亮新，等.巴戟天醇提物对D-半乳糖致衰老大鼠小脑的作用［J］.中医学报，2010，25（5）：903-907.

［102］边凌云，范围，梅雪伟，等.湖北巴戟天对D-半乳糖所致衰老模型小鼠的抗衰老作用［J］.中国医院药学杂志，2017，37（17）：1661-1666.

［103］张鹏，陈地灵，林励，等.巴戟天水提液对自然衰老小鼠脑组织中单胺类神经递质含量的影响［J］.医学研究杂志，2014，43（6）：79-81.

［104］付嘉，熊彬，陈峰，等.巴戟天对老龄小鼠免疫功能的影响［J］.中国老年学杂志，2005（3）：312-313.

［105］王雪侠，张向前.巴戟天醇提物D-半乳糖致衰老大鼠免疫功能的影响［J］.中医药导报，2013，10（4）：17-19.

［106］陈地灵，张鹏，林励，等.巴戟天低聚糖对Aβ$_{25-35}$致拟痴呆模型大鼠的保护作用［J］.中国中药杂志，2013，38（9）：1306-1309.

［107］叶志雄，肖柳英，潘竞锵.巴戟天对小鼠学习记忆障碍的影响［J］.广州医科大学学报，2015，43（2）：23-28.

［108］阚海峰，肖凤霞，李宇邦，等.生巴戟天与盐巴戟天改善三氯化铝诱导的老年痴呆小鼠学习记忆能力的研究［J］.河南师范大学学报（自然科学版），2019，47（1）：93-98.

［109］蔡浩斌.巴戟甲素改善APP/PS1双转基因小鼠学习记忆能力及其机制研究［D］.广州：广州中医药大学，2017.

［110］刘建金.巴戟天多糖对抑郁症大鼠氧化应激及认知行为的影响［J］.中国现代医生，2011，49（16）：1-2.

［111］徐德峰，宓为峰，张素贞，等.巴戟天寡糖抗抑郁作用机制研究［J］.中国临床药理学杂志，2015，31（15）：1539-1542.

［112］李宇，蔡萧君，王钦，等.巴戟天对慢性应激大鼠肠道微生物代谢多样性的影响［J］.中国中医药信息杂志，2022，29（2）：55-62.

［113］张学新，肖柳英，潘竞锵.巴戟天对小鼠肿瘤细胞增殖及Bax、Bcl-2蛋白表达的影响［J］.中药材，2011，34（4）：598-601.

［114］王亚非，邢姝琴，尉志强，等.巴戟天含药血清对人骨肉瘤MG63细胞凋亡及JNK信号通路的影响［J］.遵义医学院学报，2018，41（5）：579-583.

［115］伊力扎提·哈利福.巴戟天水提液对体外骨肉瘤细胞中EGFR和HER-2蛋白表达的影响［D］.北京：北京中医药大学，2019.

［116］李灿涛，卢颖裕，陈勇儿，等.巴戟天对人源结肠癌细胞HCT-116移植瘤的抑制作用及机制初步探讨［J］.食品工业科技，2022，43（5）：356-365.

［117］刘琛，赫长胜.巴戟天多糖对梗阻性黄疸大鼠T细胞免疫平衡影响研究［J］.细胞与分子免疫学杂志，2011，27（6）：678-679.

［118］王征帆，吉庆栋，万曾培，等.巴戟天多糖对口蹄疫疫苗免疫增强作用研究［J］.黑龙江畜牧兽医，2020（6）：122-125.

［119］郭重仪，黄萍，区海燕，等.不同炮制方法的巴戟天对小鼠抗氧化及细胞免疫功能的影响［J］.中国现代药物应用，2009，3（20）：40-42.

［120］魏晓峰，王佳，任晓航，等.巴戟天生、制品对免疫抑制小鼠免疫功能的影响［J］.中药材，2019，42（3）：545-548.

［121］陈美玲，邵艳华，唐佩华，等.脂肪干细胞联合巴戟天提取物对B6.MRL-Faslpr/Nju狼疮小鼠肾损伤及免疫炎性因子的影响［J］.中药新药与临床药理，2019，30（9）：1098-1104.

［122］刘琛，赫长胜.巴戟天多糖对梗阻性黄疸大鼠T细胞免疫平衡影响研究［J］.细胞与分子免疫学杂志，2011，27（6）：678-679.

［123］杨景柯，冯国清，于爽，等.巴戟天醇提取物促大鼠缺血心肌治疗性血管生成的实验研究［J］.中国药理学通报，2010，26（3）：367-371.

［124］周鹏.巴戟天糖链促血管生成及血管内皮细胞迁移的实验研究［D］.郑州：郑州大学，2010.

［125］王宁，周鹏，冯国清，等.巴戟天糖链对缺氧复氧损伤内皮细胞的血管形成作用研究［J］.中国药理学通报，2011，27（2）：281-284.

［126］封亚丽，何红涛，苗华为，等.巴戟天糖链对血管内皮祖细胞增殖分化和旁分泌的作用［J］.中国组织工程研究，2018，22（5）：736-741.

［127］刘茜，冯国清．巴戟天糖链对血管新生中Notch信号通路的作用研究［C］．中国药理通讯，2013，13（3）：58-59．

［128］冉志芳，杨小彤，许子欣，等．基于促斑马鱼血管生成的不同产地巴戟天比较分析［J］．中国实验方剂学杂志，2019，25（4）：175-179．

［129］王宁．巴戟天糖链对人脐静脉内皮细胞血管新生的作用研究［D］．郑州：郑州大学，2011．

［130］刘汝银，岳宗进，包德明．巴戟天多糖对骨质疏松模型大鼠5-HT、VEGF与体内矿物质含量影响研究［J］．中国生化药物杂志，2015，35（4）：59-62．

［131］刘文静，杨娟，张楚天，等．巴戟天抗去卵巢骨质疏松大鼠的血清代谢组分析［J］．中国药理学通报，2022，38（3）：446-453．

［132］胡英勇，尹耀庭，刘月平．巴戟天提取物对去卵巢大鼠骨质疏松症的防治作用［J］．湖南中医杂志，2019，35（11）：139-141．

［133］王洪英，毛敏，齐小雪，等．巴戟天总蒽醌对去卵巢大鼠骨质疏松的影响［J］．世界最新医学信息文摘，2018，18（A2）：29-30，33．

［134］王凤娟．巴戟天粗提取物对微波辐射后雄性大鼠下丘脑调控生精功能的影响［D］．福州：福建医科大学，2013．

［135］陈桐君，相健美，王玮．巴戟天萃取物对环磷酰胺诱导睾丸损伤模型大鼠的影响［J］．解剖学杂志，2016，39（4）：422-426．

［136］吴吉文，高学勇，王玮．巴戟天对环磷酰胺诱导的大鼠睾丸生精功能的影响［J］．解剖学杂志，2016，39（1）：39-42，107．

［137］陈桐君，相健美，王玮．巴戟天萃取物对环磷酰胺诱导生精障碍大鼠支持细胞的影响［J］．广东医学，2016，37（19）：2855-2859．

［138］陈桐君，王玮．巴戟天萃取液对环磷酰胺损伤大鼠生精功能的影响［J］．中华男科学杂志，2015，21（5）：436-442．

［139］张丽虹．巴戟天多糖对实验性精索静脉曲张大鼠生殖系统修复作用及miR-181d-5p通过PTEN调控TM4细胞间紧密连接［D］．福州：福建医科大学，2017．

［140］丁小明．巴戟天多糖对实验性精索静脉曲张大鼠睾丸支持细胞FSHR表达的影响［D］．福州：福建医科大学，2016．

［141］范亚楠，黄玉秋，贾天柱，等．肉苁蓉炮制前后对衰老模型大鼠抗衰老及免疫功能的影响［J］．中华中医药学刊，2017，35（11）：2882-2885．

［142］徐辉，魏晓东，欧芹，等．肉苁蓉水提液对D-半乳糖致衰大鼠肝脏氧化损伤保护作用的研究［J］．黑龙江医药科学，2004（5）：22-23．

［143］玄国东，刘春泉．肉苁蓉苯乙醇苷对D-半乳糖致衰老模型小鼠的抗衰老作用研究［J］．中药材，2008（9）：1385-1388．

［144］吴波，付玉梅．肉苁蓉总苷对亚急性衰老小鼠抗脂质过氧化作用的研究

［J］. 中国药理学通报，2005（5）：639.

［145］吴波，付玉梅. 肉苁蓉多糖对衰老小鼠脂质过氧化的影响［J］. 广州医学院学报，2004（4）：27-28.

［146］马慧，尹若熙，郭敏，等. 肉苁蓉多糖对D-半乳糖致衰老模型小鼠CREB表达的影响［J］. 中国实验方剂学杂志，2014，20（20）：137-141.

［147］武燕，张弘，布仁，等. 肉苁蓉多糖对D-半乳糖所致急性衰老模型保护作用研究［J］. 中国药理学通报，2017，33（7）：927-933.

［148］闫磊，胡江平，孙晓冬，等. 肉苁蓉多糖对D-半乳糖致衰老小鼠抗疲劳作用及机制研究［J］. 河北中医，2019，41（1）：96-100.

［149］陈静，唐秀松，吴林，等. 基于网络药理学探讨肉苁蓉治疗血管性痴呆的作用机制［J］. 中华中医药学刊，2021，39（2）：156-159，280-281.

［150］陈金. 肉苁蓉总苷对血管性痴呆大鼠学习记忆、p-tau蛋白表达及蛋白组学的实验研究［D］. 济南：山东大学，2015.

［151］罗兰，吴小川，高惠静，等. 肉苁蓉总苷对阿尔茨海默病模型大鼠的保护作用研究［J］. 中国药房，2013，24（23）：2122-2125.

［152］贾建新，宋鬼，闫旭升，等. 肉苁蓉总苷对SAMP8小鼠空间学习记忆的影响及其机制［J］. 包头医学院学报，2014，30（6）：6-8.

［153］居博伟. 肉苁蓉苯乙醇苷对APP/PS1双转基因AD模型小鼠神经保护作用及其机制研究［D］. 乌鲁木齐：新疆医科大学，2017.

［154］高占友，周海涛，林强. 肉苁蓉对大鼠抗运动性疲劳能力及脑自由基的影响［J］. 安徽农业科学，2011，39（16）：9592-9593，9595.

［155］周海涛，曹建民，林强. 肉苁蓉对大鼠力竭游泳能力和心肌线粒体抗氧化能力的影响［J］. 中国实验方剂学杂志，2012，18（6）：229-233.

［156］周海涛，曹建民，林强. 肉苁蓉对运动训练大鼠睾酮含量、物质代谢及抗运动疲劳能力的影响［J］. 中国药学杂志，2012，47（13）：1035-1038.

［157］龚梦鹏，谢媛媛，邹忠杰. 基于小鼠游泳计算机自动控制系统的肉苁蓉抗疲劳作用研究［J］. 中药与临床，2014，5（5）：36-38，45.

［158］蔡克瑞，刘志新，孙晓冬，等. 肉苁蓉多糖对D-半乳糖致衰小鼠脑神经细胞的保护作用及机制［J］. 中国老年学杂志，2018，38（19）：4732-4734.

［159］房东东，刘敏敏，刘海峰，等. 肉苁蓉多糖通过Shh通路缓解EAE小鼠的临床症状［J］. 中国神经免疫学和神经病学杂志，2020，27（1）：52-56，60.

［160］尹帅领，王海波，杨硕. 肉苁蓉多糖通过激活Wnt/β-catenin信号通路对6-HODA致帕金森病大鼠的神经保护作用［J］. 中西医结合心脑血管病杂志，2020，18（8）：1227-1230.

［161］景富春. 肉苁蓉总苷对帕金森病大鼠纹状体细胞外液中单胺类神经递质含量的影响［D］. 石河子：石河子大学，2007.

［162］于倩. 蒙花苷和肉苁蓉苯乙醇苷对大鼠心肌缺血再灌注损伤的保护作用

及机制研究［D］. 长春：吉林大学，2017.

［163］木胡牙提·吾拉斯汉，王晓雯，王雪飞，等.肉苁蓉总苷对离体大鼠心脏缺血再灌注损伤的保护作用［J］. 新疆医科大学学报，2001（3）：195-197.

［164］蒋晓燕，王晓雯，王雪飞，等.肉苁蓉总苷对大鼠局灶性脑缺血损伤的影响［J］. 中草药，2004（6）：65-67.

［165］张跃全，郑丹红，许建峰，等.荒漠肉苁蓉对快速老化骨质疏松小鼠BMP-2蛋白表达的影响［J］. 宁夏医学杂志，2014，36（12）：1114-1116.

［166］俞立新，陈学强，吴群峰，等.肉苁蓉水提液对大鼠骨质疏松性骨折愈合的影响［J］. 浙江中医杂志，2019，54（6）：451-453.

［167］罗德梅，龙梅，杜文静，等.新疆肉苁蓉提取液对M-KOOPG小鼠抗骨质疏松的作用机制［J］. 中国实验方剂学杂志，2016，22（10）：138-142.

［168］朱刚，孙海斌，徐刚.肉苁蓉醇提物对去卵巢骨质疏松大鼠的治疗作用及其机制［J］. 吉林大学学报（医学版），2018，44（1）：68-72，207.

［169］范亚楠，王佳，贾天柱，等.肉苁蓉炮制前后对大鼠肠神经递质及VIP、SP表达的影响［J］. 医学研究杂志，2017，46（6）：51-55.

［170］范亚楠，黄玉秋，贾天柱，等.肉苁蓉炮制前后对便秘大鼠的通便作用［J］. 中成药，2016，38（12）：2684-2687.

［171］范亚楠，王佳，贾天柱，等.肉苁蓉不同提取部位对便秘大鼠通便作用的影响［J］.中国医院药学杂志，2017，37（13）：1256-1258.

［172］杨秀梅，杨雨，王丹阳，等.新疆野生荒漠肉苁蓉醇提物调节小鼠DCs成熟对Th-1/Th-2的免疫增强作用［J］. 畜牧兽医学报，2021，52（3）：820-830.

［173］许正新，孙云，林安平，等.肉苁蓉多糖对四氯化碳致肝郁性脾虚小鼠的免疫调节作用［J］. 中国中西医结合杂志，1997（S1）：261-263，307.

［174］姚金茜，王学敏，鞠静，等.肉苁蓉多糖对气管切开插管留置大鼠肺部免疫功能的干预作用［J］. 时珍国医国药，2019，30（2）：275-277.

［175］董飞侠，李颉，黄迪，等.雷公藤多苷对小鼠生殖功能的影响及肉苁蓉的干预作用［J］. 上海中医药杂志，2009，43（8）：64-66.

［176］王甜.管花肉苁蓉醇提物对雄性大鼠性激素水平的影响及CYP450酶介导的机理研究［D］. 西安：西北农林科技大学，2014.

［177］李刚，朱文斌，牛飞，等.肉苁蓉苯乙醇苷对大鼠精子体外氧化损伤的保护作用研究［J］. 时珍国医国药，2010，21（9）：2205-2207.

［178］赵东海，张磊，张艳，等.肉苁蓉苯乙醇苷对环磷酰胺致小鼠生精障碍的治疗作用及其机制［J］. 吉林大学学报（医学版），2014，40（3）：612-615.

［179］梁华伦，江秀娟，黎奔，等.基于拉曼光谱技术的肉苁蓉苯乙醇苷对氧化损伤人精子DNA的保护作用［J］. 广州中医药大学学报，2015，32（1）：121-125.

［180］赵锡安，阎晓红，侯金凤，等.肉苁蓉对负荷运动小鼠肝脏保护作用的

探讨［J］. 内蒙古大学学报（自然科学版），2007（3）：311-315.

［181］王艳芳，赵继军，李旻辉，等.肉苁蓉多糖对CCl₄所致小鼠急性肝损伤的保护作用［J］. 包头医学院学报，2014，30（6）：3-5.

［182］张石蕾，由淑萍，赵军，等.肉苁蓉苯乙醇总苷脂质体对BSA致大鼠肝纤维化的保护作用研究［J］. 癌变·畸变·突变，2019，31（6）：428-433.

［183］张石蕾，由淑萍，马晓婷，等.肉苁蓉苯乙醇总苷脂质体对大鼠肝星状细胞增殖、凋亡及细胞周期的影响［J］. 癌变·畸变·突变，2019，31（4）：289-294.

［184］侯燕，周雪，乐娜，等.霍山石斛对肾阴虚小鼠血清IL-2、IL-6及抗氧化作用的实验研究［J］. 世界中医药，2019，14（2）：340-344.

［185］Lou XJ，Wang YZ，Lei SS，et al.Beneficial effects of macroporous resin extract of dendrobium candidum leaves in rats with hyperuricemia induced by a high-purine diet［J］. Evid Based Complement Alternat Med，2020（2020）：3086106.

［186］仲晓荣，徐峰，王莹.霍山石斛对荷宫颈癌SiHa细胞小鼠免疫功能的影响［J］. 华西药学杂志，2019，34（6）：601-604.

［187］刘璐.关于铁皮石斛提取物及其活性成分毛兰素对人乳腺癌细胞抑制作用的研究［J］. 实用妇科内分泌电子杂志，2019，6（31）：33.

［188］Zhao Y，Li BT，Wang GY，et al.Dendrobium officinale polysac charides inhibit 1-methyl-2-nitro-1-nitrosoguanidine induced precancerous lesions of gastric cancer in rats through regulating Wnt/β-catenin pathway and altering serum endogenous metabo lites［J］. Molecules，2019，24（14）：2660.

［189］董寿堂，杨娇，张旭强，等.紫皮石斛抗小鼠体力疲劳作用［J］. 中国应用生理学杂志，2019，35（1）：44-46.

［190］谢唐贵，陈敬民，蓝保强，等.铁皮石斛抗疲劳作用的谱效关系研究［J］. 广西科学，2019，26（5）：569-576.

［191］侯燕，费文婷，王玉杰，等.霍山石斛对甲状腺素致肾阴虚小鼠抗疲劳作用研究［J］. 环球中医药，2018，11（10）：1503-1508.

［192］Wei W，Li ZP，Zhu T，et al.Anti-fatigue effects of the unique polysaccharide marker of dendrobium officinale on BALB/c mice［J］. Molecules，2017，22（1）：155.

［193］刘庆春.金钗石斛对糖尿病大鼠肾组织PKC和TGF-β₁表达的影响［J］. 光明中医，2017，32（7）：957-958.

［194］Xu YY，Xu YS，Wang Y，et al.Dendrobium nobile Lindl alkaloids regulate metabolism gene expression in livers of mice［J］. J Pharm Pharmacol，2017，69（10）：1409-1417

［195］Wang KP，Wang HX，Liu YG，et al.Dendrobium officinale polysaccharide attenuates type 2 diabetes mellitus via the regulation of PI3K/Akt-mediated glycogen synthesis and glucose metabolism［J］. J Funct Foods, 2018（40）: 261-271.

［196］黄晓君.基于肠道免疫的铁皮石斛多糖免疫调节机制研究［D］. 南昌: 南昌大学, 2016.

［197］He TB, Huang YP, Yang L, et al.Structural characterization and immunomodulating activity of polysaccharide from Dendrobium officinale［J］. Int J Biol Macromol, 2016（83）: 2789-2799.

［198］叶欢颖.霍山石斛对环磷酰胺所致小鼠肝脏和免疫系统损伤的保护作用研究［D］. 镇江: 江苏大学, 2019.

［199］Zha XQ, Zhao HW, Bansal V, et al.Immunoregulatory activities of Dendrobium huoshanense polysaccharides in mouse intestine, spleen and liver［J］. Int J Biol Macromol, 2014（64）: 377-382.

［200］程东, 韩晓英, 姚文环, 等.铁皮石斛制剂免疫调节作用研究［J］. 毒理学杂志, 2014, 28（6）: 486-488.

［201］王超群, 李德文, 袁晨琳, 等.霍山石斛多糖不同组分理化性质及免疫活性的比较研究［J］. 安徽农业科学, 2018, 46（13）: 160-164.

［202］曾凡玉, 李思瑶, 石锴.麦冬多糖的药理研究进展［J］. 海峡药学, 2018, 30（1）: 55-57.

［203］杨婧, 孙超, 姜泽群, 等.麦冬皂苷B对人胃癌MGC-803细胞侵袭和迁移能力的影响［J］. 中华中医药杂志, 2019（6）: 2742-2745.

［204］石林林, 王源, 冯怡.麦冬多糖MDG-1对膳食诱导肥胖模型小鼠肠道益生菌群多样性影响的研究［J］. 中国中药杂志, 2015, 40（4）: 716-721.

［205］李霞.麦冬多糖-1对心肌缺血再灌注大鼠内皮祖细胞与缺血修饰白蛋白变化的影响［J］. 中国老年学杂志, 2015, 35（19）: 5449-5450.

［206］郑琴, 冯怡, 徐德生, 等.麦冬多糖MDG-1对鼠实验性心肌缺血的保护作用［J］. 中国中西医结合杂志, 2007（12）: 1116-1120.

［207］孟晨, 袁彩华, 张晨晨, 等.麦冬皂苷D通过减轻内质网应激对阿霉素所致心肌损伤产生保护作用［J］. 药学学报, 2014, 49（8）: 1117-1123.

［208］曹斌, 于梅.麦冬皂苷D对大鼠心肌细胞凋亡及caspase通路的影响［J］. 中国药师, 2019, 22（3）: 451-456.

［209］林毅, 杨春启, 连闻雨, 等.麦冬皂苷D通过铁死亡途径减轻麦冬皂苷D'所致心肌细胞损伤［J］. 药学学报, 2021, 56（8）: 2241-2247.

［210］赵玲琳, 张勇, 薛慧, 等.麦冬皂苷D对大鼠心肌细胞缺氧复氧损伤的保护作用及机制研究［J］. 中国循环杂志, 2022, 37（2）: 178-184.

［211］张光晨, 王一豪, 阮盼盼, 等.麦冬皂苷D对异丙肾上腺素诱导的心肌细胞损伤的保护作用及靶点初探［J］. 中国中药杂志, 2022, 47（10）: 2721-2728.

［212］曹春琪, 赵跃东, 张旗, 等.麦冬不同提取部位对LPS诱导的RAW264.7

细胞分泌炎症因子的影响［J］. 中医药信息，2016，33（2）：11-15.

［213］田友清，寇俊萍，李林洲，等.短葶山麦冬水提物及其主要有效部位和成分抗炎活性［J］. 中国天然药物，2011，9（3）：222-226.

［214］Li S, Sensen L.The saponin monomer of dwarf lilyturf tuber, DT-13, reduces human breast cancer cell adhesion and migration during hypoxia via regulation of tissue factor［J］. Biol. Pharm.Bull, 2010, 33（7）：1192-1198.

［215］苟兴能，张克，杨兴江，等.川麦冬多糖对恒磁场致小鼠免疫损伤的防护作用［J］. 四川中医，2009，27（5）：18-20.

［216］李明.麦冬多糖对训练大鼠免疫及抗氧化功能的影响［J］. 食品科技，2014，39（8）：182-186.

［217］许娇红，张红雷，刘用国.短葶山麦冬多糖对S-180荷瘤小鼠免疫调节功能的影响［J］. 海峡药学，2021，33（12）：16-18.

［218］刘用国，张红雷，许娇红.短葶山麦冬多糖对免疫抑制小鼠的免疫功能的影响［J］. 海峡药学，2015，27（2）：13-15.

［219］靳艳君.五味子水提取液对APP/PS1小鼠大脑皮层神经细胞保护作用研究［J］. 辽宁中医药大学学报，2017，19（4）：30-33.

［220］胡毓洪，拓西平，陈海生，等.华中五味子酮对阿尔茨海默病样大鼠脑组织蛋白热稳定性的影响［J］. 实用老年医学，2010，24（3）：203-205, 212.

［221］刘国辉，欧阳芬，卢佳怡，等.五味子对D-半乳糖致阿尔茨海默病大鼠下丘脑的影响及其作用机制［J］. 医学理论与实践，2013，26（12）：1541-1542.

［222］李昆，李佳芮，张佳悦，等.五味子乙素对阿尔兹海默病小鼠的抗氧化损伤作用及其机制［J］. 吉林大学学报（医学版），2017，43（3）：582-587, 670.

［223］宋琳，朴钟源，张丽梅，等.五味子醇甲对APP/PS1小鼠学习记忆和NF-κB p65的影响［J］. 中华中医药学刊，2020，38（2）：180-183, 287.

［224］李贺，刘聪，李宁，等.北五味子酸性多糖对阿尔茨海默病模型小鼠学习记忆能力的改善作用［J］. 吉林大学学报（医学版），2017，43（6）：1115-1120.

［225］李全，关慧波，胡红，等.五味子醇甲对转tau基因果蝇阿尔兹海默病模型dTOR mRNA表达的影响［J］. 现代中药研究与实践，2020，34（6）：25-27.

［226］Li Q, Wang Q, Guan H, Zhou Y, et al.Schisandrin inhibits NLRP1 inflammasome-mediated neuronal pyroptosis in mouse models of Alzheimer's disease［J］. Neuropsychiatr Dis Treat, 2021（17）：261-268.

［227］Wang Q, Liu L, Guan H, et al.Schizandrin A ameliorates cognitive functions via modulating microglial polarisation in Alzheimer's disease mice［J］. Pharm Biol, 2021, 59（1）：860-867.

［228］畅瑞苗.五味子活性成分的筛选及其对心肌缺血/再灌注的保护作用［D］. 太原：山西医科大学，2013.

［229］汤喜兰，刘建勋，李澎，等.琥珀酸对原代心肌细胞缺氧复氧损伤的保

护作用［J］. 中国中药杂志，2013，38（21）：3742-3746.

［230］刘威，张成义，沈楠，等.五味子乙素对乳鼠缺氧/复氧损伤心肌细胞的保护作用及其机制［J］. 吉林大学学报（医学版），2014，40（5）：977-980，1129.

［231］Chen PS，Pang SS，Yang NQ，et al.Beneficial effects of schisandrin B on the cardiac function in mice model of myocardial infarction［J］.PLoS One，2013，8（11）：e79418.

［232］王春梅，李贺，陈建光.北五味子多糖对高脂血症大鼠血管内皮功能的影响［J］. 中药药理与临床，2013，29（3）：100-103.

［233］张胜娜，吴素香.南北五味子挥发油化学成分及药理作用研究进展［J］. 中药材，2007，30（1）：118-120.

［234］李海涛，胡刚.五味子醇甲抑制6-羟基多巴胺诱导PC12细胞凋亡的研究［J］. 南京中医药大学学报，2004，20（2）：96-98.

［235］Li N，Liu JL，Wang MY，et al.Sedative and hypnotic effects of Schisandrin B through increasing GABA/Glu ratio and upregulating the expression of GABAA in mice and rats［J］. Biomed Pharmacother，2018，103：509-516.

［236］安丽萍，王英平，王春梅，等.五味子油对2型糖尿病大鼠胰岛B细胞凋亡的影响［J］.吉林大学学报（医学版），2012，38（1）：84-88.

［237］袁海波，沈忠明，殷建伟，等.五味子中α-葡萄糖苷酶抑制剂对小鼠的降血糖作用［J］. 中国生化药物杂志，2002，23（3）：112-114

［238］Bae H，Kim R，Kim Y，et al.Effects of Schisandra chinensis Baillon（Schizandraceae）on lipopolysaccharide induced lung inflammation in mice［J］. J Ethnopharmacol，2012，142（1）：41-47.

［239］Lin Q，Qin X，Shi M，et al.Schisandrin B inhibits LPS-induced inflammatory response in human umbilical vein endothelial cells by activating Nrf2［J］. Int Immunopharmacol，2017，49：142-147.

［240］苗明三，方晓艳.五味子多糖对正常小鼠免疫功能的影响［J］. 中国中医药科技，2003，10（2）：100，87.

［241］Zhao LM，Jia YL，Ma M，et al.Prevention effects of Schisandra polysaccharide on radiation-induced immune system dysfunction［J］. Int J Biol Macromol，2015，76（3）：63-69.

［242］刘晓阳，王立波，侯晓节，等.五味子乙素抑制胶质瘤生长的作用［J］. 中国老年学杂志，2013，33（17）：4176-4177.

［243］Hwang D，Shin SY，Lee Y，et al.A compound isolated from Schisandra chinensis induces apoptosis［J］. Bioorg Med Chem Lett，2011，21（20）：6054-6057.

［244］甘露.五味子多糖对肝癌小鼠肿瘤生长及免疫功能的调节作用［J］. 免疫学杂志，2013，29（10）：867-870.

［245］王艳杰，孙阳，李明珠，等.五味子多糖对S180荷瘤小鼠红细胞免疫抗肿瘤的作用［J］.天津医药，2011，39（9）：824-827.

［246］王艳杰，李冀，周迎春，等.五味子多糖对H_{22}荷瘤小鼠肿瘤组织病理结构及总蛋白质组的影响［J］.中医药导报，2016，22（7）：17-20.

［247］王琳，高辰哲，崔石阳，等.五味子多糖的酶解辅助提取及其对小鼠肠道菌群的影响［J］.食品研究与开发，2018，39（20）：190-196.

［248］卢志强，张艳军，庄朋伟，等.附子对急性心力衰竭大鼠血流动力学影响及其机制研究［J］.中草药，2015，46（21）：3223-3227.

［249］李晓宇，栾永福，孙蓉.附子对脾肾阳虚型心衰大鼠的效-毒关联评价［J］.中国药物警戒，2015，12（8）：449-453.

［250］李刚敏，彭成，许欣，等.基于大鼠离体心脏的附子组分强心作用初探［J］.时珍国医国药，2021，32（2）：265-268.

［251］贺抒，谢晓芳，张雪，等.附子水溶性生物碱对心衰细胞模型的治疗作用［J］.中国实验方剂学杂志，2014，20（16）：127-131.

［252］张梅，张艺，陈海红，等.附子抗心律失常有效组分研究［J］.时珍国医国药，2000（3）：193-194.

［253］刘颖，纪超.附子多糖对SD乳鼠缺氧/复氧心肌细胞的保护作用及其机制研究［J］.中药新药与临床药理，2012，23（5）：504-507.

［254］刘颖，纪超，吴伟康.金属硫蛋白介导附子多糖对缺氧复氧心肌细胞的保护［J］.中国实验方剂学杂志，2012，18（4）：172-175.

［255］牛彩琴，张团笑，徐厚谦，等.附子水煎剂对家兔离体主动脉血管舒张作用的研究［J］.中药药理与临床，2004（4）：23-25.

［256］韩涛，程小丽，刘晓东，等.制附子及其不同配伍对小鼠实验性微循环障碍的影响［J］.中药药理与临床，2007（2）：40-41.

［257］Jiang BY，Li S，Zhu CG，et al. Ditcrpcnoid alkaloids from the lateral roots of Aconitum carmichaeli［J］. J Nat Prod，2012（75）：1145-1159.

［258］梁少瑜，谭晓梅，高婕，等.制附子总碱的急性毒性及对过敏性鼻炎豚鼠鼻黏膜和组胺的影响［J］.中华中医药杂志，2011，26（12）：2986-2989.

［259］张晓迪，吴西霆.附子提取物抗胃癌SGC-7901细胞增殖及诱导癌细胞凋亡实验研究［J］.浙江中医药大学学报，2011，35（5）：665-668.

［260］张亚平，杜钢军，孙婷，等.附子总生物碱对乳腺癌小鼠的抗肿瘤作用［J］.中草药，2012，43（10）：1986-1990.

［261］任丽娅，曾升平.附子提取物对移植性肝癌H_{22}细胞凋亡影响的实验研究［J］.河南中医，2008（11）：34-37.

［262］于乐，吴伟康.附子多糖对胰岛素抵抗脂肪细胞模型葡萄糖摄取的影响［J］.亚太传统医药，2009，5（7）：11-13.

［263］Huang XQ，Tang J，Zhou Q，et al.Polysaccharide from fuzi（FPS） prevents hypercholesterolemia in rats [J]. Lipids Health Dis, 2010, 9 (1): 9.

［264］周芹，段晓云，武林鑫，等.附子多糖对大鼠食诱性高胆固醇血症的预防作用及机制研究［J］.中国药理学通报，2011b，27（4）：492-496.

［265］曾琼瑶，张文静，张昱，等.肉桂油活性成分（E）-肉桂醛对结肠癌细胞增殖与凋亡的影响［J］.中国临床药理学与治疗学，2019，24（9）：997-1001.

［266］Park GH, Song HM, Park SB, et al.Cytotoxic activity of the twigs of Cinnamomum cassia through the suppression of cell proliferation and the induction of apoptosis in human colorectal cancer cells [J]. BMC Complement Altern Med.2018, 18 (1): 28.2

［267］Li J, Teng Y, Liu S, et al.Cinnamaldehyde affects the biological behavior of human colorectal cancer cells and induces apoptosis via inhibition of the PI3K/Akt signaling pathway [J]. Oncol Rep.2016, 35 (3): 1501-10.

［268］张文风.肉桂对慢性脑缺血大鼠氧化应激及神经因子表达的影响［J］.中医杂志，2010，51（7）：645-647.

［269］黄宏妙，郭占京，蒋凌风，等.肉桂水提液对全脑缺血再灌注损伤大鼠MAO和CAT的影响［J］.中国实验方剂学杂志，2011，17（23）：159-161.

［270］黄宏妙，郭占京，罗佩卓，等.肉桂水提液对全脑缺血再灌注损伤大鼠羟自由基和谷胱甘肽过氧化物酶的影响［J］.中国老年学杂志，2011，31（16）：3083-3085.

［271］周佳明，浦延鹏.肉桂醛对脑缺血再灌注损伤后大鼠脑组织自噬的影响［J］.中国实用神经疾病杂志，2020，23（17）：1473-1478.

［272］李冉，田子明.肉桂提取物对阿尔茨海默病大鼠学习记忆和氧化应激水平的影响及机制［J］.中国老年学杂志，2022，42（11）：2811-2815.

［273］卫智权，梁文恩，包传红等.肉桂油对SAMP8小鼠记忆能力的改善作用［J］.中成药，2023，45（3）：940-944.

［274］吴宿慧，史亚瑾，安迎凤，等.肉桂醛对MPTP诱导的亚急性帕金森模型小鼠的神经保护机制研究［J］.中国中药杂志，2022，47（23）：6485-6493.

［275］廖作庄，徐灵源，王金妮，等.肉桂多酚对链脲佐菌素致糖尿病小鼠的保护作用［J］.西安交通大学学报（医学版），2019，40（1）：162-166.

［276］马克龙，韩志君，潘敏，等.肉桂醛对白念珠菌定植下DSS诱导的溃疡性结肠炎小鼠治疗作用及对dectin-1/TLRs/NF-κB信号通路的影响［J］.中国中药杂志，2020，45（13）：3211-3219.

［277］李旷代，常柏，顾志敏，等.肉桂醛对db/db小鼠胰腺抗氧化能力的影响［J］.中国糖尿病杂志，2016，24（8）：738-741.

［278］孙晓雪，王宁宁，李琳，等.石菖蒲有效成分对APP/PS1双转基因小鼠GAP-43表达的影响［J］.中国医学创新，2020，17（25）：21-25.

［279］Yang QQ, Xue WZ, Zou RX, et al.β-Asarone rescues pb-induced impairments of spatial memory and synaptogenesis in rats [J]. PLoS One, 2016, 11 (12): 0167401

[280] 付佳, 荀晨曦, 李爽, 等.石菖蒲对抑郁大鼠体内炎症因子含量及行为学的影响 [J]. 中国医学创新, 2022, 19 (1): 20-25.

[281] 朱彩霞, 黄丽, 方永奇, 等.β-细辛醚对慢性不可预见性轻度刺激小鼠模型的行为学和单胺类神经递质的影响 [J]. 时珍国医国药, 2017, 28 (4): 833-836.

[282] Tian J, Tian Z, Qin SL, et al.Anxiolytic-like effects of α-asarone in a mouse model of chronic pain [J]. Metab Brain Dis.2017, 32 (6): 2119-2129.

[283] 杨立彬, 李树蕾, 王淑清, 等.石菖蒲及其有效成分α-细辛醚对癫痫幼鼠海马区神经元N-甲基-D-天冬氨酸受体表达的影响 [J]. 中草药, 2007 (11): 1670-1673.

[284] 袁斯远, 王潇慧, 孙江燕, 等.α细辛醚对耐药性癫痫模型大鼠脑组织中P糖蛋白与多药耐药基因表达的影响 [J]. 中西医结合心脑血管病杂志, 2019, 17 (21): 3322-3325.

[285] Ning B, Deng M, Zhang Q, et al.β-Asarone inhibits IRE1/XBP1 endoplasmic reticulum stress pathway in 6-OHDA-induced Parkinsonian rats [J]. Neurochem Res, 2016, 41 (8): 2097-2101.

[286] Ning B, Zhang Q, Wang N, et al.β-Asarone regulates ER stress and autophagy via inhibition of the PERK/CHOP/Bcl-2/Beclin-1 pathway in 6-OHDA-induced Parkinsonian rats [J]. Neurochem Res, 2019, 44 (5): 1159-1166.

[287] 吴启端, 方永奇, 陈奕芝, 等.石菖蒲挥发油及β-细辛醚对心血管的保护作用 [J]. 中药新药与临床药理, 2005 (4): 244-247.

[288] 吴长艳, 周晶, 傅云露, 等.石菖蒲提取物对原发性高血压大鼠的降压作用 [J]. 现代医药卫生, 2017, 33 (15): 2248-2250, 2253.

[289] 杨社华, 王志旺, 胡锦官.石菖蒲及其有效成分对豚鼠气管平滑肌作用的实验研究 [J]. 甘肃中医学院学报, 2003 (2): 12-13, 45.

[290] 徐建民.石菖蒲挥发油β-细辛醚对支气管哮喘的影响 [J]. 广州中医药大学学报, 2007 (2): 152-154.

[291] 秦晓民, 徐敬东, 邱小青, 等.石菖蒲对大鼠胃肠肌电作用的实验研究 [J]. 中国中药杂志, 1998 (2): 43-45.

[292] 何玉萍, 王南卜, 方永奇.β-细辛醚对3种肿瘤细胞增殖的抑制作用 [J]. 广州中医药大学学报, 2017, 34 (4): 565-570.

[293] 吴坚, 邹玺, 陈敏, 等.β-细辛醚对胃癌裸鼠上皮间质转化的影响 [J]. 中国中西医结合杂志, 2017, 37 (4): 443-447.

[294] 任子顺, 许保海.远志提取物改善老年大鼠记忆功能及对海马、皮质氧化自由基代谢的影响 [J]. 武警医学, 2019, 30 (11): 960-963.

［295］柴智，张娟娟，孙胜杰，等.远志总皂苷抗衰老与免疫调节作用研究［J］.中华中医药杂志，2018，33（2）：704-707.

［296］方昊.远志皂苷对丙泊酚麻醉所致大鼠认知功能障碍的保护作用及机制［J］.基因组学与应用生物学，2020，39（3）：1401-1407.

［297］郑璐，邱蕾，张瑶，等.远志皂苷对快速脑老化鼠学习记忆能力的改善及对神经递质的影响［J］.北京中医药大学学报，2010，33（3）：183-186.

［298］王哲，崔小川，周高峰，等.远志皂苷改善APP/PS1转基因小鼠认知功能损伤的机制研究［J］.解放军医学杂志，2020，45（4）：398-404.

［299］钱阔，李敏，李晓冰，等.远志皂苷对T2DM+AD模型大鼠的"降糖-益智"联动效应［J］.实用妇科内分泌杂志（电子版），2017，4（35）：174，176.

［300］赵鑫，崔月莉，吴鹏，等.远志与炙远志对心肾不交失眠大鼠学习记忆，HPA轴功能及神经递质的调控作用［J］.中国实验方剂学杂志，2021，27（11）：147-154.

［301］梁丽英，贺毅，陈晶，等.不同浓度的远志皂苷对SH-SY5Y细胞内热休克蛋白的调节作用［J］.时珍国医国药，2017，28（1）：39-42.

［302］王昕雯.远志醇提物对抑郁症模型小鼠的保护作用研究［J］.中国药房，2012，23（43）：4050-4052.

［303］任蕾，王金龙，李亚妮，等.远志及其提取物对抑郁小鼠抗抑郁作用研究［J］.山西中医学院学报，2014，15（3）：14-16.

［304］孙艳，谢婷婷，王东晓，等.中药远志对慢性应激抑郁大鼠BDNF及其受体TrkB mRNA表达的影响［J］.南方医科大学学报，2009，29（6）：1199-1203.

［305］谢婷婷，孙艳，王东晓，等.远志YZ-50对慢性应激抑郁模型大鼠行为学及血清CRH、ACTH和COR的影响［J］.解放军药学学报，2008（2）：95-98.

［306］周云丰.远志提取物抗抑郁作用及机制研究［D］.北京：北京协和医学院，2020.

［307］陈启军，于岚，赵文文，等.远志提取物对抑郁大鼠肠道菌群的作用研究［J］.中草药，2021，52（8）：2313-2323.

［308］李兆珍，李炜，张丹参.远志治疗抑郁症的药理研究［J］.中国药理学与毒理学杂志，2019，33（9）：711-712.

［309］石振国，苏锦，任永乐，等.茯苓多糖对急性胰腺炎大鼠肠道屏障功能损伤和炎性反应的作用［J］.海南医学，2017，28（3）：356-359.

［310］肖洪贺，郭周全，郑彧，等.茯苓不同提取部位对小鼠胃肠运动功能的抑制作用研究［J］.中国现代中药，2017，19（5）：679-683+705.

［311］潘世杰，丁丽婷，胡婕伦，等.茯苓多糖对乙醇致小鼠急性胃黏膜损伤的辅助保护作用［J］.食品研究与开发，2021，42（17）：1-6.

［312］姜悦航，张越，王妍妍，等.茯苓多糖提取物调控CYP2E1及NF-κB炎症通路改善小鼠酒精性肝病［J］.中国中药杂志，2022，47（1）：134-140.

［313］巫亚俊，李帅，李海霞，等.茯苓多糖PCP-Ⅰ对乙肝疫苗抗原的佐剂活性［J］.国际药学研究杂志，2016，43（2）：307-313.

［314］程玥.茯苓多糖分离纯化、结构表征、保肝活性及其对CYP2E1酶影响研究［D］.合肥：安徽中医药大学，2021.

［315］李慧君，王天合，尤朋涛，等.不同产地茯苓对肾阳虚下焦水肿大鼠的利水渗湿作用研究［J］.中药新药与临床药理，2021，32（5）：632-638.

［316］张丽，洪富源，林晟，等.茯苓对正常大鼠肾脏水通道蛋白-2水平的影响分析［J］.福建医药杂志，2017，39（6）：147-149.

［317］邓鹏，徐驲，刘言薇，等.茯苓水提物对环磷酰胺荷瘤小鼠免疫微环境的影响［J］.中国全科医学，2021，24（S2）：28-30.

［318］张越.茯苓多糖提取纯化及对脾虚大鼠免疫功能和肠道菌群调节作用研究［D］.合肥：安徽中医药大学，2020.

［319］韩思婕，潘翔，朱芊芊，等.茯苓多糖调节2型糖尿病模型大鼠肝脏糖异生的机制研究［J］.中国药房，2022，33（13）：1581-1587.

［320］敖文，徐在革，白杨，等.基于内质网应激-自噬通路研究茯苓多糖对2型糖尿病小鼠肠道屏障功能损伤和炎症反应的影响［J］.中国病理生理杂志，2022，38（5）：829-838.

［321］高贵珍，汪俊博，姜芳，等.硫酸化茯苓多糖对MPTP诱导帕金森小鼠的神经保护作用研究［J］.中国药理学通报，2015，31（12）：1699-1704.

［322］陈可琢，陈实，任洁贻，等.茯苓酸性多糖抗抑郁作用及其调节神经递质和NLRP3通路机制研究［J］.中国中药杂志，2021，46（19）：5088-5095.